CONTRIBUTION A L'ETUDE

DES

LÉSIONS DU PARENCHYME HÉPATIQUE

DANS LA CIRRHOSE

ESSAI SUR L'ADÉNOME DU FOIE

PAR

Charles SABOURIN,

Docteur en médecine de la Faculté de Paris.
Ancien interne des hôpitaux,
Préparateur du laboratoire d anatomie pathologique à l'Ecole
des Hautes-Etudes.

Avec 2 planches en chromo-lithographie.

PARIS

A. PARENT, IMPRIMEUR DE LA FACULTÉ DE MÉDECINE
31, RUE MONSIEUR-LE-PRINCE, 31

1881

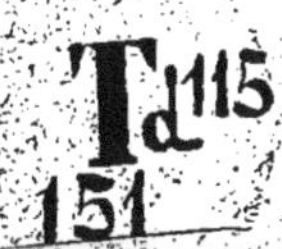

CONTRIBUTION A L'ÉTUDE

DES

LÉSIONS DU PARENCHYME HÉPATIQUE

DANS LA CIRRHOSE

ESSAI SUR L'ADÉNOME DU FOIE

CONTRIBUTION A L'ÉTUDE

DES

LÉSIONS DU PARENCHYME HÉPATIQUE

DANS LA CIRRHOSE

ESSAI SUR L'ADÉNOME DU FOIE

PAR

Charles SABOURIN,

Docteur en médecine de la Faculté de Paris.
Ancien interne des hôpitaux,
Préparateur du laboratoire d'anatomie pathologique à l'Ecole
des Hautes-Etudes.

Avec 2 planches en chromo-lithographie.

PARIS

A. PARENT, IMPRIMEUR DE LA FACULTÉ DE MÉDECINE
31, RUE MONSIEUR-LE-PRINCE, 31

1881

CONTRIBUTION A L'ÉTUDE

DES

LÉSIONS DU PARENCHYME HÉPATIQUE

DANS

LA CIRRHOSE

ESSAI SUR L'ADÉNOME DU FOIE

I.

INTRODUCTION.

Si les observations d'adénome du foie, ou du moins décrites comme telles, sont encore relativement peu nombreuses, on n'en saurait dire autant assurément des divergences d'opinion auxquelles ces observations ont donné lieu.

La question est encore toute récente, bien que datant d'une vingtaine d'années. Chaque observateur apportant en tribut à l'édifice un ou plusieurs faits, le plus souvent un seul, était entraîné à prendre comme type de l'affection le cas qu'il avait naturellement mieux étudié; soit que,

par suite du défaut d'une définition bien établie et accep-
tée, on groupât ensemble des choses dissemblables, soit
que chaque fait nouveau, tout en rentrant dûment dans le
groupe, se présentât dans des circonstances et sous des
aspects extérieurs qui détournaient l'esprit en empêchant
de rapporter à cette espèce de tumeurs ce qui n'en était
qu'une simple variété. Quand nous ferons la critique historique de la question, nous trouverons la justification de
ce qui précède.

Nous verrons, en effet, que, d'une part, on a rangé dans
les adénomes du foie des faits qui n'en sont point, et que,
d'autre part, on a exclu gratuitement de ce genre de productions hépatiques des faits qui en font bel et bien partie.

Mais, à côté des auteurs qui, bien que partisans de l'a-
dénome du foie, font un choix très restreint parmi les
observations connues et admettent cette lésion comme
très rare, il y a ceux qui nient absolument son existence
jusqu'à nouvel ordre et font rentrer les adénomes décrits
jusqu'à ce jour soit dans les carcinomes, soit dans les épithéliomes cylindriques, soit dans le domaine de la térato-
logie pure.

C'est une opinion de ce genre qu'on trouve exprimée
dans le savant *Manuel d'histologie pathologique*, de
MM. Cornil et Ranvier : « Cet épithéliome à cellules cylindriques a été décrit, dans le foie, sous le nom d'adénome,
par plusieurs auteurs, et en particulier par Rindfleisch.
Nous n'avons pas à réfuter cette erreur, qui ne soutient
pas l'analyse dans les cas où la tumeur hépatique est secondaire à un épithéliome à cellules cylindriques né primitivement sur une muqueuse à cellules cylindriques. Pour
ce qui est de notre expérience personnelle, les tumeurs du
foie, assez nombreuses de ce genre, que nous avons pu

observer, étaient toujours secondaires. Nous admettons, toutefois, parfaitement la possibilité d'un épithéliome primitif du foie, mais ce ne serait pas une raison pour considérer comme un adénome une production qui est absolument identique avec l'épithéliome à cellules cylindriques. Il serait plus logique de la regarder comme un épithéliome développé par le bourgeonnement et la néoformation des canalicules biliaires. Dans la plupart des observations publiées en France sous le nom d'adénome par MM. Lancereaux, Dubrac, etc., lorsque les détails anatomiques sont bien indiqués, on reconnaît qu'il s'agit de cas de cirrhose hypertrophique ou atrophique avec de grosses granulations hépatiques. Un véritable *adénome* du foie devrait reproduire la structure des lobules hépatiques, et alors comment distinguer au sein du foie les lobules de nouvelle formation d'avec les lobules normaux? Cela ne nous semblerait pas possible au premier abord, et nous ne connaissons pas de faits bien démontrés de pareilles tumeurs. Ceux qui ont été publiés sous le nom d'adénome par Rindfleisch et plusieurs autres auteurs allemands, sont des épithéliomes à cellules cylindriques primitivement développés dans le foie ou des faits de carcinome dans lesquels les cellules de la tumeur ont paru semblables à celles du foie. Pour ce qui est des nodules isolés saillants sous la capsule de Glisson, à la surface du foie et reproduisant la structure d'un îlot hépatique, ce sont moins des adénomes ayant de la tendance à s'accroître que des vices de développement et de conformation remontant à la vie intra-utérine et n'offrant qu'un intérêt purement tératologique (1). »

(1) Cornil et Ranvier. Manuel d'histologie pathologique, 1ro édition, p. 948.

Depuis la première édition, a paru le mémoire de MM. Kelsch et Kiener sur l'adénome du foie, mais la description de ces auteurs et les belles planches qui l'accompagnent n'ont pas suffi à effacer l'impression fâcheuse produite par la relation qu'a faite Rindfleisch du fait de Griesinger. Nous verrons ultérieurement le pourquoi de la chose. Dans la deuxième édition du *Manuel d'histologie pathologique*, nous trouvons la même réserve exprimée au chapitre des adénomes en général : « Plusieurs auteurs français ont aussi décrit des adénomes constitués par des glandes en tube contenant un épithélium pavimenteux. Mais l'existence de cette espèce ne nous paraît pas suffisamment établie pour être admise d'une façon définitive avant que de nouveaux faits bien étudiés la mettent hors de doute (1). »

Ces auteurs demandent des faits nouveaux bien étudiés. Nous souhaitons que notre travail puisse contribuer à satisfaire au désidératum qu'ils expriment.

Enfin, un de nos maîtres en anatomie pathologique, en France, qui, dans un travail remarquable, en 1868, a apporté la plus belle collection d'adénomes hépatiques qui se puisse voir, est revenu sur son opinion première et, faisant table rase, écrit dans son *Traité d'anatomie pathologique* récent : « Je ne parle pas ici de l'adénome des glandes viscérales, telles que le foie et le rein; ce qui a été décrit sous ce nom se rapporte au carcinome : du moins la chose me paraît claire pour l'altération du foie, à laquelle j'ai donné le nom d'*hépato-adénome* (2). »

A quoi peut tenir cet abandon d'une idée antérieure,

(1) Cornil et Ranvier. 2ᵉ édition, 1881, p. 338, t. I.
(2) Lancereaux. Traité d'anatomie pathologique, 1875, t. I, p. 410.

paraissant fondée sur des faits bien étudiés ? Nous pensons que, dans l'absence d'observations récentes, gît la solution du problème. Les faits de M. Lancereaux ont été vus, malheureusement, à une époque où les méthodes histologiques étaient encore bien imparfaites, et les dissociations n'étaient guère suffisantes pour déterminer la nature des tumeurs. Heureusement, aujourd'hui des études microscopiques plus complètes ont permis de fixer des types, et il nous sera, nous l'espérons, relativement facile, en utilisant les données histologiques restreintes de l'époque et certains caractères macroscopiques dont nous déterminerons la valeur, il nous sera facile de jeter quelque lumière sur ces observations pour ainsi dire abandonnées et de rendre à la plupart d'entre elles la place qui leur appartient.

Le but de ce travail est de démontrer :

1º Que, parmi les faits de tumeurs primitives du foie publiés sous le nom d'adénomes, le plus grand nombre se rapporte à un type de productions que nous essayerons de définir au moyen d'observations inédites ;

2º Que ce type de tumeurs ne peut être rangé ni dans les épithéliomes cylindriques, ni dans les carcinomes, et que l'expression *adénome* ou *tumeur adénoïde* lui est parfaitement applicable.

Aussi le plan que nous suivrons sera le suivant :

1º Nous ferons l'historique général de la question ;

2º Nous donnerons la relation de nos trois observations inédites et celle d'une quatrième publiée dans les bulletins de la Société anatomique depuis les derniers travaux sur l'adénome du foie, insistant, pour chacune d'elles, sur les points qui ont le plus valeur pour notre démonstration ;

3º Nous passerons à la critique historique de la question en rattachant au type que nous aurons établi un certain nombre d'observations dont nous ferons pour ainsi dire la réhabilitation ;

4° Puis viendra l'exposé anatomo-pathologique de la lésion que nous voulons mettre en vue ;

5° Nous dirons quelques mots de son histoire clinique ;

6° Enfin nous terminerons par quelques considérations générales.

II.

HISTORIQUE.

C'est dans Fœrster que nous avons trouvé pour la première fois la dénomination d'*adénome* appliquée à une variété de tumeurs du foie. Les auteurs qui ont écrit sur ce sujet ont rapporté cette appellation à Rokitansky, sous le prétexte que cet anatomo-pathologiste avait décrit le premier des productions de tissu hépatique dans cet organe. En 1859, en effet, dans une courte note, après avoir énuméré diverses productions de structure glandulaire dans différents organes, Rokitansky parle de deux tumeurs qu'il a trouvées enchâssées dans le foie, d'abord chez une femme adulte, puis chez un enfant de 5 ans. Mais l'état de l'organe est bien mal indiqué, et il est difficile de dire à quel genre de productions appartiennent ces tumeurs. On a rappelé ultérieurement ces observations en les classant dans une variété d'adénomes, les foies accessoires. Mais dans ce travail, pas plus que dans son *Traité d'anatomie pathologique*, Rokitansky ne parle d'adénome du foie (1).

Fœrster, au contraire, emploie le terme *adenoma* dans

(1) Rokitansky. Allgem. Wiener medic. Zeitung, n° 14, 1859.

un court paragraphe où il cite les tumeurs de Rokitansky et de Wagner (1).

Même rectification à faire pour les faits publiés par Wagner (2). Cet auteur rapporte deux cas de débris de foies accessoires logés dans le ligament suspenseur, et sans aucune hésitation les compare aux faits de rates, de pancréas et de glandes thyroïdes accessoires, ce qui ressort, en effet, très nettement de la description qu'il en donne. Mais nulle part il ne parle d'adénome. Quant à la production conjonctive mélangée de canalicules biliaires (?) qu'il relate ensuite (3), il nous est bien difficile de dire ce que cela peut être.

En 1864, Griesinger et Rindfleisch (4) publient l'observation d'adénome généralisé à tout le foie, qui forme le type d'adénome vrai admis par MM. Kelsch et Kiener. Pour le dire en passant, nous pensons que le dessin en noir annexé à ce mémoire a dû beaucoup contribuer à faire ranger parmi les épithéliomes cylindriques l'observation de Griesinger. Ayant à revenir sur ce sujet pour une de nos observations qui est identique, nous dirons seulement que le cas de Griesinger et Rindfleisch est, en effet, le type des observations parues en ces derniers temps et celui auquel se rapportent les nôtres.

En 1865 (5), Friedreich rapporte un fait de nodules d'hyperplasies multiples dans le foie et la rate; il s'agit très

(1) Forster. Handbuch der Allgem. Path. anat., 2 auft, S. 178.

(2) Wagner. Zwei Fälle von Neubildung von Lebersubstanz im Ligamentum suspensorium hepatis. In Arch. der Heilkunde, 1861.

(3) Wagner. Drusengeschwulst der Leber. Ibid., p. 473.

(4) Griesinger. Rindfleisch. In Arch. der Heilkunde, 1864.

(5) Friedreich. Ueber multiple knotige Hyperplasie der Leber und Milz. In Arch. de Virchow, 1865.

probablement de la lésion que MM. Kelsh et Kiener, et nous-même, après eux, avons décrite sous le nom d'hépatite parenchymateuse nodulaire (1). C'est du moins ce qui ressort de la lecture du mémoire de Friedreich.

La même année, Klob (2) rapporte trois faits de tumeurs isolées, formées de tissu hépatique, enchâssées dans divers foies. Il classe ces productions dans le groupe des foies accessoires inclus dans la glande principale. De même que pour les observations de Rokitansky, il nous semble assez difficile, quant à présent, d'affirmer la nature de ces tumeurs.

En 1866 (3), M. le professeur Vulpian présenta à la *Société* médicale des hôpitaux une observation qui fut rangée depuis dans les adénômes. Deux faits pourraient faire supposer qu'il s'agit, en effet, d'une de ces tumeurs, savoir : la cirrhose et la réplétion des vaisseaux par des éléments du foie, mais, comme le fait remarquer l'auteur, il y a trop de désidérata sur l'état du tissu hépatique pour que l'on puisse rien affirmer sur la nature de ce qui occupait le centre du foie.

Hoffmann (1867) (4) étudie une grosse tumeur non enkystée du foie, dans laquelle il trouve une hypergénèse des éléments hépatiques. Le reste de l'organe était relativement sain, sans cirrhose. Nous verrons plus loin pourquoi ce fait doit être réservé, car ce serait le seul cas d'adénome sans cirrhose.

(1) Kelsch et Kiener. Sabourin, Arch. de physiologie, 1878, 1879 et 1880.

(2) Klob. Zur patholog. anatom. der Leber. Fall von akuter gelber atrofie. Scheinbare Leber adenoïde. In Wiener med. Wochensch. 1865.

(3) Vulpian. Union médicale, 1866.

(4) Hoffman. Grosses adenom der Leber. In Arch. de Virchow, 1867.

En 1868 M. Lancereaux (1) réunit dans un travail diverses observations présentées par lui à la Société de biologie, et les classe sous le nom d'hépato-adénomes. Ainsi que cela était déjà dit dans la thèse de M. Moricourt (Th. de Paris, 1864), sur les affections cancéreuses, M. Lancereaux fait de l'hépato-adénome une variété de cancer du foie, ayant son point de départ dans l'élément cellulaire même de l'organe, tandis que les autres cancers dérivent soit du tissu conjonctif, soit de l'épithélium cylindrique des canaux biliaires. Dans une courte critique historique, l'auteur rejette parmi les épithéliums cylindriques le fait de Griesinger et Rindfleisch.

La même année, Eberth (2), qui venait de publier ses belles recherches sur la structure du foie (3), refait l'anatomie pathologique de l'adénome du foie, et s'accorde avec Rindfleisch pour admettre que cette tumeur ne se développe pas aux dépens des canalicules biliaires excréteurs, mais dérive bien d'une transformation des trabécules sécrétantes hépatiques. Puis il rapporte un fait anatomopathologique observé chez le chien, qui nous semble devoir être placé, comme celui de Friedreich, parmi les hépatites parenchymateuses nodulaires.

Salter, en 1869 (4), présente à la Société pathologique de Londres un gros foie farci de tumeurs des dimensions les plus variables, composées d'éléments hépatiques hypertrophiés. D'après la description que donne l'auteur, il

(1) Lancereaux. Contribution à l'étude de l'hépato-adénome. In Gazette médicale, 1868.

(2) Eberth. Das Adenom der Leber. In Arch. de Virchow, t. XLIII.

(3) Eberth. Ueber den feineren Bau der Leber. In med. Centralblatt, 1866. In Arch. de Virchow, t. XXXIX.

(4) Salter. Transactions de la Société path. de Londres, t. XX. 1869.

Sabourin.   2

s'agit très probablement d'une cirrhose granuleuse farcie de nodules adénomateux. C'est, croyons-nous, un fait de plus à ranger dans les adénomes vrais.

En 1870, Willigk (1) trouve, dans un foie de cirrhose atrophique granuleuse, deux tumeurs enkystées : l'une, d'un diamètre de quatre centimètres située dans le lobe droit au voisinage de la veine porte ; l'autre, grosse comme une noix, s'élève à gauche du ligament suspenseur. Elles sont nettement lobulées, de consistance pulpeuse ; l'une d'elles donne lieu par la pression à un écoulement de sang par de nombreux orifices vasculaires. Les capsules qui les entourent sont riches en vaisseaux. Ces tumeurs sont constituées par les éléments du foie très hypertrophiés, les cellules ont plusieurs noyaux, souvent sont granulo-graisseuses, etc. Enfin, l'auteur, en cherchant dans le tissu du foie environnant, trouve quelques granulations enkystées, de coloration spéciale, qui présentent les mêmes altérations que les deux tumeurs principales.

Dans les réflexions qui suivent, Willigk se fait, selon nous, une idée erronée du développement de ses adénomes, mais l'observation n'en existe pas moins, et nous verrons qu'une de nos observations d'adénome partiel nous permet de classer le fait rapporté par cet auteur.

M. Dubrac (2), en 1872, à propos d'une observation nouvelle, étudie les tumeurs adénoïdes du foie, au point de vue tant anatomo-pathologique que clinique. Il soutient que cette lésion n'est pas une variété de cancer.

En 1875, M. Quinquaud (3), au sujet de l'observation

---

(1) Willigk. Beitrag zur Histogenèse der Leberadenom's. In Archiv. de Virchow, t. LI, 1870.

(2) Dubrac. Tumeurs adénoïdes du foie. Th. Paris, 1872.

(3) Quinquaud. Tribune médicale, 1875.

déjà parue dans la thèse de Dubrac, revient sur l'adénome du foie. L'observation susdite est en effet probablement un adénome du foie dans une cirrhose granuleuse. Les caillots que contenaient les vaisseaux ne renfermaient point de cellules hépatiques, du moins sur les dissociations qui en ont été faites. M. Quinquaud range aussi les faits de Griesinger et d'Eberth dans les épithéliomes cylindriques, et soutient qu'il n'y a aucune analogie entre l'adénome du foie et le cancer de cet organe.

L'année suivante (1876), paraît le mémoire si remarquable de MM. Kelsch et Kiener (1). Ces auteurs, après avoir, dans leur critique historique, rejeté du cadre de l'adénome tous les faits publiés, à l'exception du seul cas de Griesinger, prennent ce dernier comme type de la maladie, et donnent la relation de deux observations inédites. On peut dire que du travail de ces auteurs, basé sur l'étude méthodique des lésions de l'adénome du foie, date véritablement l'histoire de cette affection. L'adénome y est considéré comme une tumeur produite par l'hyperplasie des trabécules hépatiques, sous forme de nodules qui s'enkystent, et peuvent ensuite subir des dégénérescences variées. Ce travail d'hyperplasie cellulaire s'accompagne d'une hépatite interstitielle à titre de lésion concomitante. Jusqu'à leur publication, l'histoire de l'adénome, d'après MM. Kelsch et Kiener, ne doit comprendre que le fait de Griesinger et les deux faits qui leur appartiennent.

La même année, M. Delaunay présente à la Société anatomique (2) une tumeur du foie qui fut étudiée par notre ami M. Gombanet, et diagnostiquée adénome du foie. On

(1) Kelsch et Kiener. Contribution à l'étude de l'adénome du foie. In Arch. de physiologie, 1876.
(2) Delaunay. Société anatomique et Progrès médical, 1876, p. 560.

trouvera plus loin cette observation avec tous les détails que comporte son importance. Il s'agit en effet d'un adénome partiel hémorrhagique.

L'article de M. Rendu sur les *tumeurs adénoïdes* du foie, dans le Dictionnaire encyclopédique des sciences médicales, reproduit à peu près le mémoire de MM. Kelsch et Kiener. L'auteur divise ces tumeurs en *adénomes vrais* et en *pseudo-adénomes* ou *hyperplasies lobulaires du foie,* et fait de ces derniers un chapitre d'attente.

Enfin on trouve dans le *British medical Journal* du 15 novembre 1879, p. 780, quelques lignes sur une présentation du Dr Dreschfeld, sous le titre de tumeur du foie ressemblant à l'adénome et au cancer. Mais ne possédant d'autres détails que ceux de cette courte note, nous nous garderions bien de porter un jugement quelconque sur la nature de ce fait.

III

OBSERVATIONS

OBSERVATION I (inédite).

Cirrhose atrophique granuleuse du foie. Adénome partiel.

Il s'agit d'un homme de 60 ans, vieux buveur, arrêté au lit depuis six ou sept mois, par une affection présentant tous les symptômes classiques de la cirrhose atrophique du foie. Le symptôme prédominant a été l'ascite, et cela à tel point que, du mois de janvier au mois de mars 1879, l'hydropisie péritonéale a nécessité 6 ou 7 ponctions.

Dans les derniers temps, les urines avaient tous les caractères

— 21 —

des urines hémaphéïques ; point d'ictère ; cet homme mourut avec
la cachexie habituelle des cirrhotiques (1).

Autopsie. — Cirrhose atrophique des plus prononcées. Les seules particularités que présente le foie dans son ensemble, sont le
volume relativement considérable des granulations et la coloration assez foncée de la surface de l'organe. En dehors de cela, à
l'aspect extérieur, comme à la coupe, c'est la cirrhose type. Pas
d'altération spéciale en apparence des voies biliaires.

En sectionnant le foie en tranches minces, on trouve dans l'é-
paisseur du lobe droit, plus près de la face inférieure et du hile, un
énorme lobule hépatique de la grosseur d'une petite noix, nettement enkysté par une capsule fibreuse, plus épaisse que celle qui
entoure les autres granulations du foie. La coloration de cette sorte
de tumeur est plus pâle, plus jaune que les parties voisines. Elle
semble formée d'un tissu plus friable et finement granuleux. En
pratiquant diverses coupes, on voit qu'elle se compose d'une partie
centrale principale et d'une partie accessoire, séparées par une
cloison fibreuse, émanant de la capsule générale. Enfin, à la périphérie, entre les lames mêmes de l'enveloppe fibreuse, ou immédiatement en dehors d'elle, on trouve plusieurs petits lobules du
volume d'un grain de millet ou de chènevis, nettement enkystés
aussi, et dont la coloration, l'aspect et la structure apparente sont
absolument les mêmes que ceux de la tumeur principale.

Le reste du foie fut littéralement haché, sans qu'on y pût décou-
vrir aucun autre lobule ainsi dégénéré.

Examen microscopique. — Des coupes furent pratiquées, comprenant toute l'étendue de la tumeur, à différentes hauteurs, de façon à étudier le noyau principal et les portions voisines.

Au premier regard sur ces coupes, et pour ainsi dire à l'œil nu,
on reconnaît l'adénôme du foie, tel que l'eut décrit MM. Kelsch et
Kiener.

A. — *Lésion générale du foie. Cirrhose.* — 1. Comme l'aspect macroscopique l'indiquait, il s'agit d'une cirrhose annulaire. La fig. 1,
pl. I, en dira beaucoup plus qu'une longue description. Cette lésion
se fait même remarquer par la netteté en général de la segmenta-

(1) Nous tenons ces renseignements cliniques de notre collègue et
ami M. Boussi.

tion du parenchyme, et par la forme arrondie que prend la coupe des îlots circonscrits. Il n'est pas rare cependant sur diverses coupes, de trouver des régions où la substance hépatique est plus dissociée, où, par exemple, la cirrhose pénètre dans les lobes, et sépare plus ou moins nettement chaque travée hépatique, mais c'est là un fait habituel dans cette lésion du foie, et, en somme, pour le cas présent, nous trouvons au plus haut degré les caractères de la cirrhose annulaire.

Les travées conjonctives n'offrent, d'ailleurs, rien de spécial à noter, que leur état vraiment fibreux et ancien comme évolution, et leur richesse en lacunes vasculaires sanguines. Quant aux canalicules biliaires, d'une façon générale, les plaques conjonctives n'en possèdent ni plus ni moins que dans toute cirrhose vulgaire; mais assez souvent on rencontre des plaques plus ou moins arrondies, criblées de fins canalicules, assez nettement circonscrites par une zone conjonctive plus ancienne. Ces régions représentent évidemment des transformations ultérieures de lobules hépatiques d'abord, simplement isolés par la cirrhose.

Rien à noter non plus pour les grands espaces-portes du foie. C'est à leur niveau naturellement que la cirrhose est le plus massive, c'est vers eux que convergent les autres travées fibreuses. Les canaux biliaires y sont manifestement épaissis, souvent leur épithélium en obstrue la lumière comme un bouchon.

Pas d'altération spéciale des artères.

2. Le parenchyme des lobules offre, en général, les lésions ordinaires de la cirrhose annulaire, savoir l'atrophie simple ou granuleuse, l'infiltration graisseuse et pigmentaire. Mais, en outre, il existe une lésion assez fréquente dans une foule de lobules, c'est l'état canaliculé des trabécules hépatiques, et leur disposition moniliforme due à la présence de blocs jaunâtres dans leur lumière maintenant visible (V. fig. 11 et 12, pl. II). C'est une lésion que l'on rencontre assez souvent dans les obstructions biliaires et que nous avons décrite avec MM. Kelsch et Kiener, dans l'hyperplasie nodulaire.

Que l'on examine la cirrhose près ou loin de nos tumeurs, ce sont partout les mêmes caractères.

B. — *Tumeur principale.* — Sur une coupe comprenant toute l'étendue de la tumeur, il est facile de voir que celle-ci n'est point homogène, pas plus au point de vue de son parenchyme qu'au point de vue de son enveloppe fibreuse. La capsule ne diffère en rien des autres travées de la cirrhose du foie; elle résulte évidemment ou de la convergence d'un plus grand nombre de lames fibreuses ou du refoulement plus considérable et de la condensation du tissu conjonctif. Elle est riche en vaisseaux et en débris de parenchyme hépatique, lobules déformés par la compression, dont les uns présentent les altérations énumérées plus haut, les autres étant transformées en substance adénomateuse. Par sa face externe elle irradie dans le tissu environnant du foie, et par sa face interne elle émet des prolongements fibreux qui divisent la tumeur en lobes, comme les travées générales du foie le divisent en lobules.

Certains lobes ont encore les caractères du parenchyme hépatique, avec renversement complet de l'ordre des trabécules qui deviennent parallèles, recourbées, et se condensent par suite de la compression ; les éléments sont graisseux ou infiltrés de pigment, souvent canaliculés et obstrués par des blocs. Dans certains territoires, le tissu est très dense, formé évidemment d'éléments plus petits, bien que conservant tous leurs caractères de cellules du foie ; ailleurs c'est plutôt une hypertrophie en masse, avec disposition imbriquée des trabécules ; les cellules y sont troubles, opaques, munies de plusieurs noyaux. Çà et là des groupes de travées cellulaires forment dans un lobe des petits territoires distincts, groupés en bulbe d'oignon, se continuant à la périphérie avec le reste des travées. Cela rappelle l'évolution nodulaire décrite par MM. Kelsch et Kiener.

Enfin la plus grande masse est transformée en substance adénomateuse.

Ce sont les cylindres que MM. Kelsch et Kiener ont si bien décrits ; ils sont énormes, colorés en jaune, brun intense par le picro-carmin ; ils sont parallèles ou imbriqués, souvent sans ordre, enchevêtrés, se ramifiant, s'anastomosant, présentant des culs-de-sac. Ils n'ont d'autre paroi propre que la paroi des capillaires sanguins qui les séparent des cylindres voisins, si l'on peut appeler cela une paroi. Les uns paraissent pleins, composés d'un épithélium prismatique, volumineux, à contenu trouble, souvent graisseux, à un ou plusieurs noyaux uni ou multinucléolés. Les faces des cellules qui correspondent à la superficie [du cylindre donnent l'apparence d'une mosaïque; aussi cet épithélium a-t-il pu être décrit comme un épithélium pavimenteux stratifié. Mais ce ne sont que des cellules prismatiques comme celles du foie; il est facile de s'en assurer en dissociant et en broyant les cylindres.

D'autres cylindres coupés obliquement ou en travers ont une lumière centrale, et alors l'épithélium qui les revêt est cubique et sur une seule couche, représentant la section d'un tube glandulaire. Ces cylindres creux sont assez fréquents dans la tumeur actuelle. Il est facile de s'expliquer leur présence, en recherchant la forme exacte de ces éléments de l'adénome. En effet, comme nous le verrons plus tard, les cylindres d'abord homogènes, et aussi pleins que le paraissent à l'état normal les trabécules hépatiques, deviennent bientôt moniliformes par suite de la formation dans leur lumière virtuelle, des véritables calculs sur certains points de leur trajet. Il est facile de constater ce fait, et dans son plus faible degré, MM. Kelsch et Kiener l'ont bien représenté. Ces blocs jaunes grossissent, refoulent peu à peu les cellules qui les englobent et qui de prismatiques deviennent de plus en plus cubiques, et même complètement aplaties autour d'une cavité ovoïde contenant le calcul. Supposons maintenant que la coupe passe par un de ces renflements, le calcul sera souvent entraîné par le rasoir ou les manipulations, et il restera une véritable section transversale ou oblique d'un tube glandulaire à large lumière tapissée d'épithélium cubique. Souvent aussi le bloc central persiste.

Telle est la cause exacte et facile à constater de cette apparence de tubes creux, dont sont criblés certains nodules adénomateux.

Quelquefois, au lieu d'un bloc d'apparence du calcul biliaire, on trouve simplement dans la lumière des conduits, des petits amas de cellules dégénérées. Quant aux épithéliums eux-mêmes, qu'ils soient en cylindres pleins, qu'ils soient en cylindres renflés, ou qu'on les voie sur la paroi d'un cylindre creux, *ils ont toujours les caractères micro-chimiques des cellules hépatiques, à protoplasma très grenu, se colorant en jaune brunâtre par le picro-carmin.*

Certaines parties de la tumeur sont donc constituées par des cylindres pleins ou moniliformes, entremêlés de sections de tubes creux, séparés les uns des autres par les espaces capillaires sanguins. D'autres parties présentent des particularités que nous étudierons plus complètement dans une autre observation. Nous voulons parler de l'envahissement du lobule adénomateux par la cirrhose, et de la formation d'une paroi fibreuse autour des cylindres.

Nous signalerons seulement ici la fréquence, au milieu de la tumeur, de grands lacs sanguins, sans paroi autre que les limites ordinaires des capillaires, et qui, sur les coupes, se présentent comme de grands espaces irréguliers remplis de globules rouges. Nous reviendrons aussi aillenrs sur ce point.

Avec les données qui précèdent, on peut se figurer la constitution de notre tumeur principale, dans laquelle on trouve intimement mélangés les aspects différents que présente le parenchyme hépatique pour arriver à l'adénome parfait.

C. — Passons maintenant aux petites tumeurs accessoires. Nous avons dit qu'à la périphérie du noyau principal, on voyait à l'œil nu des nodules miliaires de structure semblable en apparence. Des coupes tangentes à la périphérie de la tumeur vont nous permettre d'étudier ces nodules.

La figure 1 (pl. 1) représente une de ces coupes avec plusieurs foyers d'évolution primitive de l'adénome.

En A, au centre d'un lobule circonscrit par la cirrhose, on voit une tache brunâtre ; à un plus fort grossissement, elle est constituée par des amas de cylindres pleins ou déjà moniliformes contournés et enroulés, se continuant avec les trabécules hépatiques environnantes, qui sont plus petites qu'eux.

C'est ainsi qu'apparaît l'adénome dans un lobule cirrhotique. MM. Kelsch et Kiener ont bien décrit cet aspect que l'on retrouve aussi au milieu des grosses tumeurs, là où il reste encore du tissu hépatique relativement sain. Il est facile de constater que les cylindres épithéliaux de ce petit nodule n'ont pas plus de paroi propre que les trabécules hépatiques elles-mêmes. La figure 8 (pl. 2) reproduit quelques portions de ces cylindres du début de l'adénome. Il est facile de voir que ce sont simplement des travées hépatiques plus volumineuses, dont les cellules sont en voie de multiplication et d'hypertrophie. Déjà on trouve sur leur trajet un certain nombre de blocs jaunâtres, autour desquels les cellules ont de la tendance à devenir cubiques. Si l'on suit ces cylindres jusqu'au point où ils se continuent avec les travées hépatiques du reste du lobule, on voit que ces dernières présentent également un état trouble du protoplasma de leurs cellules, et qu'elles contiennent aussi de nombreux blocs jaunes sur leur trajet.

En B, un nodule un peu plus avancé, présentant des cylindres moniliformes en plus grand nombre, avec des dilatations kystiques, et par suite ayant l'aspect de tubes glandulaires creux. A sa périphérie, on voit les travées hépatiques s'atrophier, s'aplatir en lamelles qui forment les écailles d'un bulbe dont le centre serait le petit adénome. Puis en dehors de cette zone décolorée et atrophiée, on retrouve le reste du lobule hépatique qui n'attend que l'accroissement graduel du nodule pour s'atrophier à son tour et s'aplatir contre la sorte de capsule fibreuse que lui fournit la cirrhose générale du foie.

Le point D est intéressant, car il complète l'observation précédente ; la coupe porte juste sur la zone périphérique d'un nodule semblable au nodule B. Aussi voit-on une tache blanche représentant la couche atrophique des trabécules hépatiques autour de l'adénome.

En C, tout cela s'accentue et nous arrivons à la formation d'une capsule secondaire autour du nodule. Celui-ci est adulte, si l'on peut dire ; il comprend beaucoup de cylindres moniliformes, et sa périphérie ne touche plus au parenchyme du lobule dans lequel il a pris naissance. Le travail d'atrophie a formé entre lui et le reste des travées hépatiques R une barrière fibreuse de nouvel ordre, qui résulte de la transformation conjonctive du parenchyme comprimé. C'est là ce que nous appellerons la *cirrhose secondaire de l'adénome*. Il est facile de comprendre qu'à ce degré le nodule adénomateux ne peut plus se développer que par hypergenèse de ses éléments propres, et que, à mesure que son volume s'accroîtra, il refoulera de plus en plus sa capsule secondaire, amènera peu à peu la destruction totale de ce qui reste de l'ancien lobule hépatique, et que finalement les deux capsules conjonctives se confondront. C'est en effet ce qu'on retrouve dans les grosses tumeurs, où, dans les lames fibreuses qui enkystent les lobes, on reconnaît souvent très bien à la coloration spéciale, et à la texture, ce qui appartient à la cirrhose primitive du foie, et ce qui dépend de la cirrhose secondaire à l'adénome. Nous aurons d'ailleurs à revenir sur ce point dans une autre observation.

En résumé, cette observation nous montre un foie de cirrhose granuleuse atrophique, dans lequel on trouve une tumeur isolée, enkystée, entourée immédiatement d'une série de petites granulations aussi enkystées, et d'apparence semblable. Rien dans le reste du foie ; rien de spécial dans les vaisseaux sanguins et biliaires. Le microscope démontre qu'il s'agit pour la tumeur principale d'un adénome du type Griesinger, Kelsch et Kiener, et pour les petites granulations environnantes, de petits adénomes du même type, à tous les degrés d'évolution. L'étude de ces petits nodules permet de démontrer qu'outre la cirrhose générale du foie qui circonscrit les territoires au centre desquels va se développer l'adénome, il existe une *cirrhose secondaire* produite autour du nodule primitif, aux dépens des éléments cellulaires du foie, sous forme d'une capsule fibreuse qui ne se confond que tardivement avec la cirrhose générale.

OBSERVATION II (inédite).

Il s'agit d'un malade du service de notre excellent maître, M. le Dr M. Raynaud, à l'hôpital Lariboisière.

Les renseignements cliniques qui suivent nous ont été fournis par notre collègue et ami, C. Gille, interne du service.

Cet homme, âgé de 45 ans, n'avait comme antécédents pathologiques qu'une attaque de dysentérie, dont il s'était bien guéri, il y avait plusieurs années.

Quand il entra à l'hôpital, au mois de juin 1879, il se disait malade depuis quatre ou cinq mois, et se plaignait d'un amaigrissement considérable, et de la perte de ses forces. Il présentait alors une ascite énorme, avec un œdème intense des membres inférieurs. Il n'avait point d'ictère, mais une teinte terreuse de la peau.

On lui trouva un foie assez volumineux.

Bref, le diagnostic restait hésitant entre une cirrhose, et un cancer de l'estomac avec propagatiou au foie.

Il mourut au milieu du mois de juillet, dans le même état, sans avoir eu d'ictère.

Autopsie. — Foie. Il est énorme, peu altéré dans sa forme générale. L'aspect d'ensemble est celui d'un foie cirrhotique granuleux. Toute la surface est formée de granulations séparées par des travées conjonctives épaisses.

Dans tout le lobe gauche, ces saillies méritent véritablement le nom de granulations par leur petit volume en général ; dans le lobe droit, il y a en outre de véritables tumeurs dont le volume atteint pour quelques-unes les dimensions d'une noix.

Capsule brillante, peu épaissie. La coloration extérieure n'a rien d'uniforme ; dans le lobe gauche, c'est un fond rouge jaunâtre comme dans la cirrhose, parsemé de taches plus claires correspondant aux granulations les plus volumineuses; dans le lobe droit, cette coloration ne se voit qu'entre les tumeurs, là où existent les petites granulations. Mais les tumeurs tranchent nettement par leur teinte gris jaunâtre sur le tissu ambiant, et par transparence elles semblent formées de substance granuleuse. Aucune de ces saillies n'est déprimée; elles ont toutes une consistance ferme. Il est facile de voir à l'œil nu, et à travers la capsule, que les plus petites granulations du foie sont de deux espèces : le plus grand nombre de celles du lobe gauche, et beaucoup de celles du lobe droit sont des granulations hépatiques habituelles de la cirrhose annulaire ; les autres, au contraire, sont de même aspect que les plus grosses tumeurs qu'elles accompagnent; elles sont grisâtres, pointillées, d'apparence finement grenue.

A la coupe, c'est la reproduction exacte de l'aspect extérieur ; dans le lobe gauche, c'est une cirrhose annulaire parfaite dont le plus grand nombre des granulations n'a subi aucune transformation, et la partie la plus mince de ce lobe n'est même constituée que par de la cirrhose. Il serait impossible en ne voyant que cette région de faire un diagnostic autre que celui de cirrhose annulaire. Mais plus l'on se rapproche du centre du foie, plus nombreuses sont les granulations transformées. Ce sont de petites tumeurs parfaitement enkystées, de coloration plus pâle que les autres granulations, d'aspect grenu, et friables sous la pression du doigt C'est là l'aspect de toutes les petites tumeurs, aussi bien du lobe droit que du lobe gauche.

C'est dans le lobe droit que les altérations sont le plus avancées. Outre les granulations simples de la cirrhose, outre les petits nodules semblables aux précédents, on y voit des masses considérables plus ou moins bien enkystées, et visiblement constituées par l'agglomération de tumeurs plus petites séparées les unes des autres par du tissu fibreux. La cirrhose est la même partout, et ce tissu conjonctif se continue de la même façon entre les petites tumeurs et les grosses, et entre les lobes eux-mêmes de ces dernières.

Toutes ces parties sont constituées par un tissu assez friable, grenu, de coloration variée, souvent grisâtre, d'autres fois jaune verdâtre comme bilieux ; çà et là ce sont des blocs jaune d'or de consistance caséeuse. Quelques-unes enfin sont envahies par du sang, mais en petit nombre. Dans les grosses tumeurs, toutes ces colorations sont associées de la façon la plus variable, mais on peut dire cependant que les blocs jaune d'or semblent occuper toujours le centre des grosses tumeurs. Enfin aucune de ces productions n'a subi de ramollissement véritable.

Au-dessus du hile du foie, il existe une de ces tumeurs volumineuses, qui rend bien compte de la façon dont elles sont constituées en général.

Celle-ci est entourée par une coque fibreuse très épaisse, se continuant extérieurement avec les bandes cirrhotiques du tissu hépatique ; la masse enkystée est elle-même subdivisée par des travées épaisses en lobes et en granulations plus ou moins irréguliers, dont la plupart ont l'aspect des tumeurs très avancées, tandis que d'autres sont encore à l'état de tissu hépatique à peine altéré.

L'état de la veine porte est des plus remarquables.

Son tronc et ses deux branches sont obturés par une sorte de caillot gris rosé, moulé sur le calibre du vaisseau, mais mobile dans sa cavité. La coupe en est grisâtre. Il est facile de suivre ce caillot dans les ramifications de la veine.

Le tronc des veines sus-hépatiques est libre.

La vésicule biliaire ne présente rien d'anormal, elle contient de la bile d'apparence ordinaire. Les canaux biliaires ne semblent pas modifiés au niveau du hile.

a. — *Examen microscopique.* — Il nous suffira de dire que l'*examen à l'état frais du prétendu caillot de la veine porte* montra que cette production était constituée dans sa plus grande masse par des cellules plus ou moins altéréés qu'il était facile de rapporter au type des éléments cellulaires du foie.

b. — *Coupes portant sur les parties du lobe gauche exemptes de tumeurs.* — Beaucoup de coupes sont absolument exempies des tumeurs, et à les voir on ne se douterait guère qu'elles appartiennent à un foie aussi profondément modifié. On n'y retrouve qu'une cirrhose annulaire absolument semblable à celle de l'observation précédente (voir obs. I). Les lobules du foie sont nettement isolés et circonscrits par des travées fibreuses, épaisses n'offrant dans cette région aucun caractère bien spécial. On y voit des canicules biliaires assez abondants, et des amas de leucocytes ou corpuscules embryonnaires formant çà et là des masses rouges plus ou moins diffuses à leur périphérie.

Le parenchyme offre les altérations habituelles de la cirrhose, mais nous n'y avons rencontré que rarement l'état caniculé ou variqueux que nous avons signalé comme assez fréquent dans l'observation précédente. Très souvent au contraire les cellules éphithéliales sont remplies de granulations brunâtres ou verdâtres.

Il n'est pas rare de voir certains îlots cellulaires plus ou moins pénétrés par la cirrhose qui les subdivise en îlots plus petits, ou même dissocie les trabécules, de façon à mériter le nom de cirrhose mono-cellulaire. Mais cela n'enlève rien au caractère de la cirrhose en général, qui est bien annulaire.

c. — *Coupes portant sur les régions du foie parsemées de petites tumeurs.* — Certaines coupes ne présentent qu'un de ces petits nodules; d'autres en sont parsemées. C'est toujours la même cirrhose, mais certains îlots cellulaires ont subi la transformation adénomateuse. A la place des tabécules hépatiques on voit des amas de cylindres pleins vivement colorés par le picro-carmin. Ils ont 3 ou 4 fois le volume des travées hépatiques des lobules voisins.

Tantôt on retrouve la disposition radiée plus ou moins nette, mais souvent les nouveaux éléments décrivent des circonvolutions sans ordre. Les uns sont coupés en travers et forment des blocs arrondis; d'autres sont plus ou moins longs, repliés sur eux-mêmes, d'autres se ramifient et présentent des culs-de-sac. Certains nodules sont immédiatement enveloppés par la cirrhose, et les cylindres appliqués contre la capsule fibreuse; d'autres en sont séparés par une zone variable comme forme et comme dimensions de trabécules hépatiques déjà modifiés dans leur direction qui devient imbriquée et dans leur constitution intime, de sorte que l'on observe sur cette limite tous les degrés de métamorphose des travées hépatiques en travées adénomateuses.

Les cylindres sont formés de cellules énormes, polygonales, à un ou plusieurs noyaux quelquefois monstrueux, à un ou plusieurs nucléoles très brillants. Çà et là les plus gros noyaux sont comme vésiculeux. Le protoplasma est très grenu, il se colore en jaune brunâtre par le picro-carmin. Ces éléments semblent donc posséder les mêmes réactions micro-chimiques que les cellules hépatiques (voir fig. 3 pl. 1).

Il faut noter ici un point très important : de même que les trabécules hépatiques sont dans ce foie rarement canaliculées, de même très rarement les cylindres de l'adénome sont obstrués par des blocs jaunâtres; et cela est aussi constant dans les grosses que dans les petites tumeurs. Ce qu'on voit sur les cylindres œdémateux, c'est une ébauche de canal central, et çà et là un tube présentant une lumière occupée par une cellule épithéliale dégénérée. Mais nulle part il n'existe cette apparence de tube glanduleux si fréquente dans notre première observation et que nous verrons être presque constante dans notre troisième cas.

Pour en finir avec la constitution des cylindres, disons qu'aucun d'eux n'a de paroi propre. Souvent ils paraissent limités par la paroi des capillaires, mais en général il existe entre la face externe des cellules et le capillaire un véritable espace, et la surface extérieure du tube plein est absolument à nu.

Ces lobules adénomateux peuvent être ensuite altérés différemment par la cirrhose. Tantôt, de même que pour les lobules simplement cirrhotiques, le tissu conjonctif pénètre peu à peu de la périphérie au centre sous forme de tractus qui suivent les capillaires et isolent plus ou moins régulièrement les cylindres. Tantôt c'est par le centre d'un nodule que paraît débuter ce travail, et l'on voit alors une curieuse image d'un lobule parfaitement enkysté, présentant à son centre une plaque conjonctive rayonnante, et à sa périphérie une sorte de couronne royonnante aussi de cylindres adénomateux. Il est probable que cet aspect tient à une topographie spéciale du nodule à son premier développement, et qu'il est en rapport avec une situation particulière des vaisseaux par rapport à la direction de la coupe. D'ailleurs tout ce que nous avons dit dans notre observation précédente (voir obs. I) sur le développpement du nodule adénomateux et sa topographie peut s'appliquer à ces coupes.

d. — *Coupes portant sur les régions farcies de grosses tumeurs.* — Ici encore sur des coupes un peu étendues, on retrouve tous les faits précédemment décrits pour ce qui concerne la cirrhose et les petits nodules. Mais sans changer de caractère, les travées fibreuses sont souvent plus riches en réseaux de canalicules biliaires, et l'on rencontre des territoires de parenchyme hépatique limités par les anneaux fibreux, territoires exclusivement formés de canalicules biliaires fins, anastomosés en réseau, dans une gangue conjonctive plus on moins riche en éléments cellulaires ronds. Ayant à revenir plus longuement sur cette disposition au sujet de notre observation III, nous ne faisons ici que signaler le fait.

Quant à la disposition des grosses tumeurs, elle est la suivante.

De grosses travées fibreuses circonscrivent des espaces généralement irréguliers, quelquefois arrondis, circulaires, ou bien allongés, semi-lunaires, espaces remplis par les productions adénomateuses à tous les degrés d'évolution. Nous ne décrivons pas la structure intime de ces productions, ce serait nous répéter d'abord et refaire ensuite le tableau si net qu'en ont fait MM. Kelsch et Kiener.

Nous insisterons seulement sur certaines particularités, relatives à la disposition du tissu conjonctif et aux modifications que subit le parenchyme adénomateux.

Si, dans les parties du foie où l'altération est isolée lobule par lobule, la conception de la formation de la tumeur est assez simple, il n'en est plus de même pour les régions farcies de masses adénomateuses volumineuses. Ce qui frappe d'abord c'est le mélange intime des noyaux adénomateux de tous âges, entre eux et avec des lobules hépatiques à peine dégénérés; si l'on joint à cela que beaucoup de lobes de la tumeur ont subi des dégénérescences spéciales de nature régressive, on peut se figurer le défaut d'homogénéité des coupes au niveau d'une de ces masses considérables.

Parmi les lobules constituants, les uns sont plus ou moins arrondis, et généralement situés au centre; les autres sont triangulaires, semi-lunaires, et situés à la périphérie. Une zone fibreuse épaisse entoure le tout, émettant au dehors des ramifications qui se confondent avec les bandes cirrhotiques du foie, et au dedans des cloisons plus ou moins convergentes séparant les lobes de la tumeur. Le plus souvent les cloisons n'atteignent pas le centre même, mais se perdent sur une autre capsule plus ou moins circulaire concentrique à la première. De là deux zones dans beaucoup de tumeurs : 1° un bloc central, souvent caséeux, enkysté ; 2° une sorte de couronne ou zone périphérique formée de lobes plus ou moins semilunaires, à tous les degrés d'altération.

Si nous nous reportons à l'évolution du nodule de l'adénome dans un lobule hépatique circonscrit par la cirrhose, il nous sera facile d'expliquer cette disposition. Nous avons vu en effet que le noyau adénomateux s'isolait souvent du reste du lobule par une capsule fibreuse que nous avons appelée la *cirrhose secondaire de l'adénome*. Il arrive alors, ou bien que l'atrophie des trabécules continue et que les deux capsules fibreuses se confondent (voir page 26) ou bien que le nodule bien enkysté subit un temps d'arrêt dans son développement. Comme conséquence de ce dernier fait, il persiste à sa périphérie une zone, véritable sphère creuse, de tissu hépatique, laquelle peut dégénérer à sa façon. Quelquefois elle dégénérera en bloc en adénome, mais le plus souvent, elle sera subdivisée par la marche envahissant de la cirrhose, en lobes secondaires, qui, une fois individualisés, peuvent subir diverses transformations. Les uns peuvent rester à l'état de tissu hépatique ; d'autres seront envahis par le tissu conjonctif et se présenteront comme des plaques criblées de canalicules biliaires anastomosés; d'autres enfin deviendront adénomateux. Si cette zone persistante du lobule primitif était très mince, les lobes prendront une forme plus ou moins semilunaire. Si elle était plus épaisse, ils paraîtront arrondis, triangulaires, etc.

Un fait nous semble bien confirmer cette explication. C'est que ces travées cirrhotiques qui séparent les lobes constituants des grosses tumeurs n'ont pas le même aspect que la cirrhose générale. Elles sont plus homogènes, contiennent rarement de gros vaisseaux et prennent sous l'influence du picro-carmin une teinte rose pâle uniforme, bien différente de la teinte des grandes bandes fibreuses qui divisent la substance du foie. Ce fait vient donc à l'appui de ce que nous disions dans notre première observation,

Sabourin.   3

qu'il y a dans les adénomes que nous étudions deux cirrhoses : 1º la cirrhose générale du foie ; 2º la cirrhose secondaire de l'adénome.

Il résulte de cette subdivision prolongée du parenchyme hépatique une grande difficulté pour l'observateur à se reconnaître dans la topographie de l'adénome du foie. Cette difficulté est encore accrue par ce fait que, là où la cirrhose, au lieu de rester périlobulaire, a dissocié plus ou moins un lobule, chaque portion secondaire subit de la façon la plus irrégulière l'évolution adénomateuse, sans que les portions voisines en soient autrement intéressées.

e. — Nous dirons seulement quelques mots de certaines transformations subies par le tissu adénomateux. Un fait capital, c'est que les dégénérescences se font en bloc, c'est-à-dire qu'elles frappent d'un seul coup et au même degré tout un lobe circonscrit par sa zone fibreuse, ce qui, pour le dire en passant, nous porterait à penser que ce phénomène est dû à une cause d'ordre vasculaire ; mais ce simple énoncé est tout ce que nous saurions dire d'exact à ce sujet.

Le plus souvent, avons-nous dit plus haut, ces blocs dégénérés occupent le centre des grosses tumeurs, mais on peut aussi les trouver dans quelques îlots semi-lunaires de la périphérie, et encore dans quelques lobes adénémateux qui ne semblent point faire partie de tumeurs plus considérables.

L'altération la plus fréquente, qui correspond microscopiquement au blocs jaune d'or dont était parsemé le foie, consiste dans une infiltration générale de tout un lobe par une sorte de substance presque homogène ou finement grenue, se colorant en jaune par le picro-carmin. Cette substance paraît occuper et les espaces intercellulaires et le protoplasma des cellules, qui semblent être vues comme à travers un voile. Puis leurs contours deviennent moins distincts, les noyaux disparaissent, et tout finit par se confondre en une masse d'apparence caséeuse.

Une autre altération, mais celle-ci bien moins systématique, consiste dans une régression granuleuse de certains noyaux adénomateux.

Dans certains cas, il semble que la loge fibreuse qui contient ce lobe soit insuffisante comme capacité. Les cellules se tassent, faisant disparaître les espaces capillaires sanguins, elles s'atrophient, s'arrondissent ; beaucoup perdent leur noyau, leur protoplasma ne se colore plus de la même façon. Finalement, elles se réduisent à de petits blocs informes qui souvent sont emportés par le rasoir et laissent un trou dans la préparation.

Nous avons déjà parlé de l'infiltration par la graisse des éléments de l'adénome, ainsi que de l'altération vésiculeuse des gros noyaux des cellules. L'observation actuelle nous offre aussi quelques rares foyers hémorrhagiques, mais cette dernière altération sera établie plus à propos dans l'observation qui suit, où elle tient une place énorme dans l'histoire de l'adénome qu'elle concerne.

f. — Nous arrivons maintenant à un chapitre autrement important, c'est celui des altérations vasculaires.

g. — Rappelons d'abord que sur le foie, à l'œil nu, il existait un caillot volumineux dans le tronc de la veine porte, que ce caillot s'étendait aux ramifications de ce vaisseau, et que le microscope démontra la structure cellulaire de ce pseudo-caillot.

Il suffit de jeter un regard sur les préparations pour s'apercevoir que, au milieu des grandes bandes fibreuses de la cirrhose, un grand nombre d'orifices vasculaires sont oblitérés par des amas cellulaires. Cela se voit aussi bien loin des tumeurs adénomateuses que près d'elles.

Ce sont de véritables bouchons remplissant complètement la lumière du vaisseau. Ces bouchons sont constitués tantôt par une agglomération de cellules polygonales plus ou moine altérées, tantôt par des cylindres nettement délimités, formés des mêmes éléments cellulaires en tout semblables à ceux des tumeurs adénomateuses. Souvent ils sont mélangés de débris de parois capillaires sanguines.

Généralement ces bouchons ne semblent pas contracter d'adhérences avec les parois des vaisseaux qui les contiennent. Mais, sur certaines sections, cette limite tranchée entre le bloc épithélial et la tunique interne du vaisseau n'existe plus, et cette dernière est manifestement altérée. Sur une partie de son pourtour, l'endothélium a disparu, et à ce niveau la paroi est infiltrée d'éléments nouveaux. Il y a là un processus inflammatoire caractérisé par la présence d'une infiltration leucocytique qui s'étend souvent assez loin dans les tuniques externes de la veine. Parfois même au centre de ce foyer de dégénérescence, il y a des cellules épithéliales se colorant vivement par le picro-carmin. Il semble que la paroi se détruise à ce niveau pour faire place à l'envahissement de proche en proche de ses tuniques par les cellules adénomateuses en prolifération.

Les orifices vasculaires qui contiennent les bouchons épithéliaux appartiennent en majeure partie au système des ramifications portes, comme il est facile de vérifier le fait en considérant les rapports intimes de ces bouches cellulaires avec les coupes des canaux biliaires et celles des artères. La figure 5,(pl. II) nous montre ainsi un espace interlobulaire dans lequel diverses branches de la veine porte sont obstruées.

Mais nous sommes loin de nier que ces bouchons cellulaires puissent occuper également quelques-unes de ces lacunes vasculaires dont sont criblées les bandes conjonctives de la cirrhose.

h. — Les artères ne présentent d'autre altération qu'une desquamation endothéliale abondante dans leur lumière.

i. — Quant aux canaux biliaires de volume notable, ils ont souvent leur lumière obstruée par des bouchons d'épithélium cylindrique, et un certain nombre montrent un épaississement variable de leur paroi.

En résumé, cette observation nous montre une affection dont le diagnostic clinique oscilla entre une cirrhose du foie et un cancer secondaire de cette glande, ayant évolué sans ictère.

A l'autopsie, on trouve une dégénérescence primitive du foie, accompagnant une cirrhose annulaire. La glande est volumineuse, granuleuse, farcie de tumeurs de dimensions variables, arrondies ou bosselées, mais toutes fermes, sans dépression rappelant celle des tumeurs encéphaloïdes, parfaitement enkystées comme les autres granulations de la cirrhose. Il n'y a rien de spécial aux voies biliaires, mais le tronc de la veine porte et ses branches intra-hépatiques sont remplis par une sorte de caillot que le microscope démontre être composé de cellules semblables aux cellules hépatiques.

L'examen histologique du foie montre qu'il s'agit d'une cirrhose annulaire dans laquelle certaines portions du parenchyme sont transformées en un tissu nouveau formé de gros cylindres épithéliaux pleins, ou finement canaliculés, dont les éléments cellulaires sont prismatiques et possèdent les mêmes réactions micro-chimiques que les cellules hépatiques.

Les tumeurs qui remplissent le foie, composées des éléments précédents, sont tout à fait semblables aux petites tumeurs de notre observation I, et aux tumeurs décrites par MM. Kelsch et Kiener.

Dans les petites et dans les grosses, on retrouve facilement la distinction que nous avons établie entre la cirrhose primitive et générale du foie, et la cirrhose secondaire de l'adénome.

Les tumeurs ont subi diverses altérations secondaires de nature régressive, ou bien sont modifiées par l'envahissement du tissu conjonctif, et quelques-unes ont été inondées par le sang. Mais presque partout les cylindres adénomateux sont restés pleins ou présentant seulement un vestige de canalisation. sans prendre l'aspect moniliforme dû à la présence de blocs biliaires dans leur épaisseur, comme nous l'avons vu dans l'observation I.

Enfin, un grand nombre de sections vasculaires, qu'il est facile de rapporter aux ramifications de la veine porte, sont obstruées par des bouchons de cellules épithéliales polygonales, ou de cylindres pleins semblables à ceux qui constituent les tumeurs adénomateuses, et, en certains points, ces bouchons épithéliaux contractent des adhérences intimes avec la paroi du vaisseau qui semble se détruire à leur niveau.

Observation III (inédite).

Ici, l'histoire clinique fait absolument défaut, et c'est un fait purement anatomo-pathologique. Il s'agit d'un foie qui fut présenté en 1876 à la Société anatomique et dont une partie fut envoyée au laboratoire de M. le professeur Charcot, pour être étudiée au microscope.

Nous n'avons pu, malgré nos recherches, avoir d'autres renseignements sur la provenance de cette pièce intéressante.

C'est d'après les quelques notes prises sur-le-champ par notre ami, M. Gombault, directeur du laboratoire, et d'après un dessin fait par lui, que nous pouvons donner l'aspect macroscopique.

D'après le volume de la portion susdite de la glande, on peut supposer un volume considérable au foie tout entier. Sa surface est granuleuse et les granulations de volume variable sont entremêlées de véritables tumeurs, elles-mêmes multilobées. Toutes ces saillies sont isolées par un tissu fibreux dense qui les encadre à leur base, et forme un fond grisâtre sur lequel tranchent les nodosités. Celles-ci ont une teinte jaune rougeâtre en général, variant d'ailleurs sur les différents points d'une même tumeur, et un certain nombre sont tellement foncées en couleur qu'elles semblent être des vésicules remplies de sang. Elles sont toutes fermes, sans aucune dépression.

A la coupe, le foie est divisé, comme dans la cirrhose en une foule de petits îlots, une région même paraît presque exclusivement cirrhotique. Mais il y a de véritables tumeurs limitées par des bandes conjonctives plus épaisses, riches en orifices vasculaires. Ces tumeurs sont divisées en lobes par des tractus fibreux plus ou moins nets, et certains de ces lobes sont envahis par le sang qui y forme des caillots véritables. D'autres ont une coloration jaune rougeâtre, ou verdâtre comme le reste du parenchyme du foie, et vers le centre des tumeurs on voit des masses jaunes ressemblant à du caséum teint par la bile.

Beaucoup de petites tumeurs sont également envahies par le sang, les autres sont teintes par la bile, comme les simples granulations cirrhotiques.

Examen microscopique. — N'ayant pas eu à notre disposition des portions de foie où la cirrhose existe seule, nous ne saurions décrire cette cirrhose semée de petites tumeurs nodulaires, comme dans les observations précédentes. Nous sommes ici dans les portions les plus altérées de l'organe, au milieu des véritables tumeurs.

Toutefois, même dans ces régions les tumeurs sont souvent séparées par des portions de foie où les lésions cirrhotiques existent seules, et nous aurons le soin d'indiquer chemin faisant les caractères de cette cirrhose.

A. Les coupes montrent un tissu adénomateux ayant subi des altérations multiples et plus loin nous insisterons sur les hémorrhagies qui ont détruit un grand nombre de tumeurs.

Celles-ci, comme dans les autres observations se présentent sous deux aspects différents, pour ce qui est de leur configuration et de leur circonscription.

Tantôt c'est un énorme lobule cirrhotique uniforme, entièrement dégénéré en adénome, et circonscrit par une capsule fibreuse; tantôt, et le plus souvent, ce sont des tumeurs composées comme nous l'avons déjà vu, c'est-à-dire un assemblage de lobes irréguliers, séparés par des tractus conjonctifs, contenus dans une capsule plus générale. Entre ces diverses tumeurs, c'est le tissu du foie envahi par la cirrhose, dont les lobules ont persisté à l'état de trabécules hépatiques, ou sont transformés isolément en petits blocs adénomateux. Très souvent aussi on trouve des régions intermédiaires aux tumeurs où les lobules cirrhotiques ont subi la transformation fibreuse avec persistance de petits canalicules biliaires anastomosés semblables à ceux qui sillonnent les bandes cirrhotiques. Enfin, parmi les trabécules hépatiques encore existantes, il en est un certain nombre qui présentent un canal central, et des renflements variqueux occupés par des blocs biliaires très réfringents jaune ou brun verdâtre.

Quelle que soit la configuration des lobes ou des tumeurs, leur parenchyme est le même que dans les précédentes observations ; mais, comme nous l'avons indiqué déjà, ce cas est identique avec celui de Griésinger et Rindfleisch, c'est-à-dire que la grande majorité des cylindres sont devenus monliformes et par suite se présentent souvent à la coupe sous la forme de tubes à lumière centrale.

Mais on peut facilement trouver un certain nombre de lobes où l'adénome a le type cylindrique plein ; et à côté de ceux-ci, d'autres offrent le mélange des cylindres pleins et des cylindres monoliformes, servant ainsi de transition à la plus grande masse, c'est-à-dire à l'élément tubulé creux.

Les tumeurs à cylindres pleins n'offrant qu'une parfaite similitude avec les tumeurs des précédentes observations, nous ne referons pas ici leur description, et nous passons immédiatement aux autres.

B. L'aspect général des coupes est celui d'une cirrhose annuaire dans laquelle le parenchyme serait remplacé en grande partie par des sections de tubes creux, renfermant la plupart du temps un bloc jaunâtre arrondi, dans leur lumière. Ces tubes sont limités par une couche de cellules cubiques plus ou moins aplaties (voy. fig. 2, pl. 11). suivant les dimensions de la lumière centrale ; ces cellules possèdent généralement un seul noyau, leur protoplasma est très granuleux et se colore par le picro-carmin en jaune brunâtre, comme le protoplasma des cellules hépatiques. Quelquefois, dans des tubes à lumière étroite, au lieu d'un bloc homogène, on ne trouve que quelques cellules épithéliales dégénérées.

Dans les régions où la cirrhose n'a pas pénétré le parenchyme des lobules, il est facile de constater que les cylindres sont absolument privés de paroi propre, la surface externe de leurs cellules épithéliales étant le plus souvent séparée par un interstice très appréciable, de la paroi externe des capillaires sanguins interposés aux cylindres. Nous aurons à revenir sur tous ces faits un peu plus loin.

Si, à première vue, l'on croit avoir sous les yeux un assemblage de cylindres creux, il est facile de s'assurer qu'il n'y a là qu'une apparence. En effet, ces tubes à lumière centrale ne sont que des dilatations très limitées qui s'échelonnent sur la longueur des cylindres pleins, et, si l'on suit certains d'entre eux sur les coupes, on trouve des tronçons vus longitudinalement qui présentent 3, 4, 5 de ces renflements creux occupés par des blocs jaunâtres, renflements réunis par des segments de tubes pleins plus ou moins longs qui ne présentent aucune lumière centrale, ou simplement un rudiment de canalisation.

Ces segments intermédiaires sont identiques par leur constitution avec les cylindres pleins déjà décrits. Ils sont formés de cellules polyédriques arrangées sans ordre apparent, et dont les faces externes juxtaposées donnent l'aspect d'une mosaïque.

Il est donc facile de voir que les sections de tubes creux à épithélium cubique ne sont qu'un accident, produit par le refoulement de l'épithélium à la périphérie, refoulement dû à la présence de véritables calculs dans différents points du canal virtuel des cylindres pleins.

Ainsi constitués, ces éléments sont arrangés de la façon la plus variable; mais souvent à la périphérie des lobules, près de la capsule enveloppante, ils ont une direction plus ou moins parallèle. Souvent aussi on voit un lobule volumineux divisé en plusieurs îlots où les tubes sont en majorité coupés en travers, îlots limités par des sortes d'interstices où les tubes sont vus en longueur et semblent s'imbriquer autour des précédents. Ces cylindres à direction longitudinale, comme fasciculés, sont aussi parfois d'un diamètre plus petit; les noyaux de leurs cellules ont une coloration plus vive.

En résumé, les tumeurs en apparence les plus récentes et à développement parfait, sont constituées par des cylindres pleins, ou, le plus souvent, par des cylindres moniliformes à renflements sphériques ou ovoïdes contenant des blocs calculeux, autour desquels l'épithélium, de polyédrique qu'il était, est devenu cubique. Ces cylindres n'ont pas de paroi propre; ils ne sont séparés les uns des autres que par des capillaires plus ou moins dilatés.

c. Les capsules fibreuses qui les entourent, toutes confondues entre elles comme les travées de la cirrhose hépatique, présentent souvent un aspect remarquable ; tandis que leurs couches externes par rapport à la tumeur ont les mêmes caractères, la même coloration, et renferment les mêmes canalicules biliaires que les travées cirrhotiques générales, leurs couches internes, au contraire, immédiatement appliquées sur les cylindres adénomateux, ont une coloration plus homogène, plus pâle généralement, et sont comme divisées en minces feuillets par de fines lacunes concentriques. Cette zone interne semble être une partie surajoutée. Nous croyons en effet que cette couche représente la zone fibreuse d'atrophie peri-nodulaire, telle que nous l'avons décrite sous le nom de *cirrhose secondaire de l'adénome*. Mais ici l'évolution des tumeurs est tellement avancée que la fusion est le plus souvent complète entre les deux capsules fibreuses.

d. Passons maintenant aux altérations qui surviennent consécutivement dans les lobules adénomateux ainsi constitués. Nous étudierons successivement l'envahissement des tumeurs par la cirrhose, et les hémorrhagies.

Certains lobules sont constitués de la façon suivante :

Sans aucun changement dans la structure des tubes épithéliaux, ces éléments sont séparés les uns des autres par un tissu conjonctif, jeune, fibrillaire, qui peu à peu devient plus dense, et finit par former une gangue fibreuse dans laquelle sont plongés les cylindres. Ce tissu conjonctif prend naissance entre la surface extérieure des épithéliums et les capillaires qui séparent les tubes. Tantôt les cellules sont isolées de la coque fibreuse qui les entoure par un interstice; tantôt elles sont appliquées sur elle. Il est probable que cette différence d'aspect n'est qu'un effet des réactifs.

A mesure que le tissu conjonctif devient plus épais, les capillaires tendent à s'effacer et les cylindres épithéliaux disparaissent par atrophie, mais cela se fait de plusieurs façons ou du moins donne lieu à plusieurs aspects différents.

1° Dans un premier cas, les tubes étouffés, de plus en plus comprimés se déforment, les cellules épithéliales se tassent autour du calcul qui occupe la lumière du tube, quand il y a un renflement ; le protoplasma disparaît peu à peu et il ne reste plus dans la gangue conjonctive que des noyaux, disséminés ou encore groupés en petits amas réguliers, mélangés à des blocs très réfringents, qui ne sont probablement que les vestiges des anciens blocs jaunâtres.

On trouve ainsi des lobules absolument fibreux criblés de ces petits blocs brillants avec des noyaux des cellules épithéliales. Ces éléments eux-mêmes finissent par disparaître.

2° Ce travail de destruction se fait d'une manière irrégulière, respectant des petits groupes de tubes épithéliaux plongés dans la masse fibreuse, laquelle offre tous les caractères précédemment décrits. Quelquefois on voit un seul tube absolument isolé au milieu du tissu conjonctif (fig. 4, pl. 11). Le cylindre n'a d'ailleurs subi aucune altération dans les caractères de son épithélium, mais il est muni d'une paroi adventice d'apparence conjonctive, comme les autres cylindres que l'on voit près de lui, et, ainsi entouré, il est isolé de sa loge fibreuse par une sorte de lacune plus ou moins régulière.

En effet, le premier résultat de l'envahissement des lobules adénomateux par la cirrhose, est la formation d'une gaine fibreuse autour de chacun des cylindres. L'épaississement néoplasique, débutant par la paroi des capillaires, tend à faire disparaître l'espace, dont la nature est très discutée, qui sépare normalement les capillaires sanguins des cellules hépatiques, et par suite des cellules adénomateuses. Or, la cavité du vaisseau persistant, il en résulte que ces nouvelles cloisons fibreuses semblent appartenir au tube épithélial.

Les éléments de l'adénome vont donc avoir désormais une apparence de paroi adventice, tant que persistera la lumière des capillaires sanguins qui les séparent. Cet aspect sera d'autant plus net que les capillaires seront plus distendus par le sang.

Mais si, par les progrès de la néoformation conjonctive, les capillaires disparaissent, les tubes épithéliaux paraîtront ne plus avoir de paroi propre, et les épithéliums seront simplement contenus dans des canaux anastomosés creusés au sein de la masse fibreuse.

L'existence d'une paroi propre autour des cylindres adénomateux n'est donc qu'un accident, qui résulte de l'envahissement de la tumeur par la cirrhose.

Cela bien établi, on peut expliquer assez facilement l'aspect que présente le tube isolé dont nous parlions plus haut (*a* fig. 4, pl. 11). On y voit, de dedans en dehors, la couronne épithéliale, la paroi adventice, une lacune circulaire, et enfin la coque fibreuse qui a remplacé les autres éléments de la tumeur. Or, l'on peut considérer la susdite lacune circulaire, soit comme les vestiges des anciens capillaires qui entouraient le cylindre avant son isolement, soit comme une de ces lacunes si fréquentes au milieu du tissu conjonctif de nouvelle formation, qu'elles contiennent ou non les éléments du sang. D'autres fois, on trouve un cylindre isolé au milieu du tissu fibreux, muni de sa gaine adventice, mais qui n'est entouré qu'incomplètement par une lacune vasculaire ou un ancien capillaire sanguin (fig. 10, pl. 11). Cet aspect peut s'exagérer encore, et le capillaire circonscrire à peu près tout le cylindre épithélial. Il résulte de ce fait une apparence curieuse sur certains lobules d'adénomes devenus fibreux. On y voit des sortes de réseaux de capillaires sanguins, qui à première vue semblent contenir des sections de cylindres d'adénome.

Avec un examen plus minutieux, on peut s'assurer que ces capillaires contournent simplement la plus grande partie de la circonférence des cylindres, mais ne les contiennent nullement dans leur cavité.

3° A propos des transformations fibreuses qui se produisent dans les adénomes, nous devons nous arrêter sur une disposition remarquable de certaines régions du foie.

Sur beaucoup de coupes (fig. 6, pl. II), certains lobules circonscrits par la cirrhose, sont transformés en plaques fibreuses criblées de pseudo-canalicules biliaires, très fins, à épithélium cubique presque simplement nucléaire, anastomosés en réseaux, et souvent très variqueux ; dans les renflements, on voit fréquemment des petits blocs jaunâtres.

Dans ces lobules fibreux, on trouve très souvent des petits nodules formés de cylindres adénomateux, respectés par l'envahissement cirrhotique. Ces nodules se présentent sous deux aspects :

a. Tantôt ils se continuent, tube par tube avec les fins canalicules qui les entourent, et l'on observe tous les degrés de passage entre les deux ordres d'éléments.

b. Tantôt le petit nodule est nettement enkysté au milieu des canalicules biliaires, comme nous avons vu le nodule adénomateux s'enkyster avec sa cirrhose particulière, au milieu d'un lobule hépatique normal.

Cette différence d'aspect nous semble comporter une différence de processus.

Dans le premier cas, on peut admettre que les réseaux de fins canalicules résultent de l'atrophie des cylindres adénomateux, par le même procédé que dans la cirrhose, on voit les trabécules hépatiques, n'être plus représentées que par des pseudo-canalicules biiaires au milieu du tissu conjonctif. Car on peut suivre toutes les phases de transition, aussi bien qu'on les suit dans la néoformation des canalicules biliaires de la cirrhose ordinaire.

Le deuxième cas nous semble plus en rapport avec l'hypothèse suivante : Dans un lobule circonscrit par la cirrhose générale, un nodule adénomateux s'est développé et s'est enkysté par le procédé que nous connaissons. Mais la partie du lobule hépatique qui persiste entre les deux zones fibreuses, a subi une transformation secondaire que nous avons trouvée très répandue dans le foie, savoir : l'envahissement fibreux avec métamorphose des trabécules hépatiques en canalicules biliaires.

Cela nous semble bien probable en présence du fait suivant. Dans certaines régions semblables à la précédente, on peut voir dans un même lobule circonscrit par la cirrhose : 1° un nodule adénomateux enkysté ; 2° la transformation fibreuse avec réseau de fins canalicules ; 3° des groupes de trabécules hépatiques parfaitement reconnaissables. Il semble qu'on assiste à l'évolution que nous venons de décrire en dernier lieu.

Voilà donc, selon nous, deux origines différentes pour la formation de ces plaques fibreuses, criblées de pseudo-canalicules biliaires ; mais le processus est toujours le même : dans un cas, c'est la trabécule hépatique; dans l'autre c'est la trabécule adénomateuse qui subissent ce genre d'atrophie.

Il résulte de ces modifications secondaires, des images fort élégantes où il est facile de reconnaître au milieu de là masse conjonctive générale, les anciennes travées de la cirrhose, à leur structure plus fibreuse, aux lacunes vasculaires ou aux sections des veines-portes, des artères et des canaux hépatiques qu'elles contiennent, et à la direction souvent particulière des canalicules biliaires de néoformation qui les sillonnent,

Quant à l'avenir de ces lobules, ainsi transformés, nous pensons que l'atrophie cellulaire peut aller jusqu'à la disparition complète des épithéliums presque nucléaires qui tapissent les réseaux d'apparence biliaire. Mais souvent l'on voit ces canalicules devenir variqueux, avec tendance au bourgeonnement, et àla formation de lacunes étoilées et rameuses.

Nous pensons qu'il faut rapprocher ces transformations spéciales du parenchyme hépatique de l'état spécial décrit par MM. Kelsch et

Kiener sous le nom de polyadénomes biliaires (1). S'il était encore nécessaire de fournir la preuve de la transformation directe de la trabécule hépatique en pseudo-canalicules biliaires, nous devons dire queces coupes microscopiques sont un vaste champ d'observation.

E. *Hémorrhagies*. — Les hémorrhagies se présentent sous différents aspects :

1° Tantôt il s'agit d'un envahissement probablement subit par le sang, suite de rupture vasculaire, et alors on trouve dans un lobule adénomateux un énorme caillot plus ou moins ancien, et par conséquent de constitution et de coloration variables. Mais c'est toujours un caillot qui a détruit par refoulement le parenchyme dulobule.

2° D'autresfois il semble que l'irrigation ait été plus lente, ou qu'elle se soit faite par un autre procédé. Le lobule adénomateux est totalement infiltré de sang, mais sans disparition de sa texture. Car, au milieu d'une nappe de globules sanguins, on retrouve les réseaux capillaires et les cylindres épithéliaux parfaitement reconnaissables. Cela se rapproche beaucoup de l'apoplexie.

Quel que soit le mode d'envahissement des tumeurs par le sang, il semble que les hémorrhagies sont préparées par un état antérieur spécial du parenchyme. Nous avons déjà signalé dans notre observation n° 1, ces dilatations capillaires énormes, véritables lacs sanguins, qui baignent les éléments de l'adénome. Dans le fait actuel, les hémorrhagies se font le plus souvent dans les lobules adénomateux soumis à l'envahissement cirrhotique, alors que les cylindres épithéliaux sont déjà munis deleur gaine adventice qui les sépare des capillaires sanguins. C'est ainsi que certains îlots sont formés de cylindres bien engaînés, séparés les uns des autres par des capillaires d'énorme calibre.

- Cette dilatation vasculaire est parfois si considérable, que les tubes semblent nager dans le sang, sans qu'il y ait aucunement hémorrhagie, car les globules sont contenus exclusivement dans ces vastes réseaux bien délimités. Si une rupture vasculaire se produit dans de semblables régions, tout est dissocié, et les cylindres paraissent n'avoir plus aucun lieu entre eux.

(1) Kelsch et Kiener. Loc. cit., p. 648. — Note sur la néoformation de canalicules biliaires dans l'hépatite. In Arch. de phys., 1876, p. 778.

C'est, en effet, l'aspect que l'on trouve souvent à la périphérie des caillots sanguins, où çà et là apparaissent des sections de tubes munis de leur gaine fibreuse, véritablement *rari nantes* au milieu du sang. Il est rare qu'on ne trouve pas à la périphérie de cette tunique adventice des tubes, deux ou trois prolongements libres, de même constitution fibrillaire, qu'il est permis de regarder comme les vestiges de ces ruptures survenues entre les capillaires. Chose remarquable, les cylindres, ainsi isolés au milieu du sang, gardent encore longtemps l'intégrité de leurs éléments épithéliaux en tant que disposition, structure et coloration spéciale.

Il nous serait difficile de dire quel est l'avenir de ces lobules adénomateux remplis par des caillots sanguins.

Quant aux lobules où l'hémorrhagie n'a fait qu'infiltrer le parenchyme, nous avons pu constater d'une façon plus positive quelques modifications ultérieures.

Le parenchyme y est donc baigné par le sang, et les globules sont contenus aussi bien dans les tubes adénomateux que dans les capillaires dilatés. Il semble qu'ici l'organisation fibreuse du lobule continue à s'effectuer comme si l'hémorrhagie n'existait pas. Tout s'atrophie, globules sanguins et épithéliums, devant le tissu conjonctif nouveau, et l'on retrouve plus tard les mêmes éléments nucléaires et les mêmes blocs réfringents que nous avons décrits dans la transformation fibreuse ordinaire. Mais toute la masse est de plus infiltrée de corpuscules pigmentaires provenant de la matière colorante du sang. Aussi les lobules devenus fibreux secondairement à une hémorrhagie, ont-ils une coloration spéciale jaunâtre ou brun verdâtre.

Si les hémorrhagies se faisant dans les adénomes déjà modifiés par la cirrhose sont de beaucoup les plus fréquentes, il peut s'en produire cependant dans les lobules constitués par des cylindres pleins ou à peine canaliculés, sans paroi adventice et simplement séparés les uns des autres par les capillaires normaux. Dans ce cas la gaine fibreuse n'étant plus là pour sauvegarder l'intégrité des tubes, on n'a plus sous les yeux qu'un mélange de globules sanguins, de parois de capillaires et de cellules épithéliales flétries, plus ou moins infiltrées de pigment brunâtre. Cela ne diffère en rien des hémorrhagies qui se produisent dans les parenchymes plus ou moins sains, aussi n'y insisterons-nous pas. Si nous avons décrit assez longuement d'autres types d'adénomes hémorrhagiques, c'est simplement pour montrer l'aspect tout spécial que prennent les foyers, du fait même de la cirrhose préexistante au milieu du parenchyme.

La cirrhose, les hémorrhagies, voilà donc les deux altérations secondaires les plus intéressantes que présente le cas qui nous occupe.

F. Nous ne ferons que signaler la transformation graisseuse des éléments épithéliaux qui occupe ici, comme toujours une place considérable.

G. *Lésions des vaisseaux.* — Nous avons indiqué dans l'observation précédente la difficulté qu'il y avait à se reconnaître dans la topographie du foie adénomateux. La chose est encore plus compliquée dans le cas présent, tant à cause de l'évolution plus avancée des tumeurs et de la segmentation du parenchyme hépatique ou adénomateux en un plus grand nombre de petits îlots, qu'à cause des altérations secondaires subies par les tumeurs, principalement de l'envahissement conjonctif.

Nous avons déjà noté que dans les lobes adénomateux dissociés par le tissu conjonctif, un certain nombre de cylindres paraissent à première vue contenus dans des réseaux de capillaires sanguins, et nous avons expliqué cette apparence spéciale.

Mais en dehors de cela, au milieu des larges travées fibreuses, on trouve beaucoup d'espaces vasculaires qui contiennent avec des globules sanguins, des éléments adénomateux. De ces espaces, les uns sont manifestement des branches de la veine porte, d'autres ne sont peut-être que de simples lacunes de nouvelle formation au milieu du tissu conjonctif. Les éléments qu'elles contiennent sont des cylindres ou des débris de cylindre en tout semblables à ceux qui composent les tumeurs. Le plus souvent ils sont entourés d'une gaine adventice. La fig. (9, pl. II), montre une section de veine contenant avec des globules sanguins, quelques fragments de tubes épithéliaux.

En résumé, l'observation précédente nous montre une pièce fort intéressante d'adénome du foie dans une cirrhose annulaire. A l'œil nu, l'organe était farci de granulations et de tumeurs, dont un grand nombre étaient envahies par le sang.

Le microscope démontre qu'il s'agit de tumeurs formées de cylindres en grande majorité moniliformes, dont les renflements tapissés d'épithélium cubique contiennent des blocs réfringents. Là où les cylindres sont pleins, ils sont identiques avec ceux des observations précédentes. Les dégénérescences régressives ne tiennent qu'une petite place dans ce foie. Les deux altérations principales sont la cirrhose des tumeurs et les hémorrhagies.

L'envahissement conjonctif a pour résultat premier de fournir une sorte de gaine adventice aux cylindres, par suite de l'épaississement des parois des capillaires sanguins ; à un degré plus avancé, il dissocie complètement le lobule adénomateux, tantôt cylindre par cylindre, tantôt par groupes de cylindres qui persistent un certain temps avec tous leurs caractères au milieu du tissu conjonctif nouveau. Le résultat final est la destruction complète du lobule qui n'est plus représenté que par une plaque fibreuse criblée de lacunes vasculaires et de noyaux d'épithélium, avec des petits blocs réfringents.

Les hémorrhagies détruisent tout d'un coup une tumeur à la place de laquelle on ne voit plus qu'un caillot enkysté, ou bien le sang infiltre seulement le parenchyme, et sa présence ne semble pas empêcher la cirrhose consécutive.

Un grand nombre de sections vasculaires sont occupées par des débris de cylindres adénomateux semblables à ceux qui composent les tumeurs.

Voici maintenant l'observation si importante de M. Delaunay, dont nous avons déjà parlé.

Sabourin.   4

Observation IV.

(Delaunay. Société anatomique et Progrès médical, 1876.)
Tumeur du foie. Epithéliome adénoïde enkysté.

Willot (P.-A.), 63 ans, entre le 11 mars à l'hôpital Saint-Antoine (service de M. Rigal). Le malade présente les symptômes d'une cachexie profonde, il est amaigri, les traits sont tirés, le teint est jaune terreux ; le ventre contraste avec le reste du corps. Il est en effet fortement ballonné ; les intestins sont distendus par les gaz qu'ils contiennent, et l'ascite qu'on avait cru, au premier abord, exister en assez grande abondance est à peine appréciable. Le liquide épanché dans la cavité péritonéale peut être évalué tout au plus à 1 ou 2 litres.

Les membres inférieurs sont légèrement œdématiés.

Le malade ne se plaint que d'une légère douleur de côté existant à gauche, et rapportée par lui à une chute qu'il fit il y a six semaines, et dans laquelle il tomba sur une chaise. Depuis cette époque il n'a pu travailler. Mais jusque-là il avait continué, sans interruption son état de cordonnier.

L'examen des divers organes nous révèle une insuffisance mitrale avec une légère congestion pulmonaire et une augmentation de volume du foie qu'on attribue naturellement à l'affection cardiaque. La rate paraît présenter un volume normal. L'œdème des membres inférieurs et l'épanchement abdominal furent considérés comme ayant la même origine. Le diagnostic fut donc *insuffisance* mitrale avec *cachexie sénile* précoce.

Les quelques jours qui suivirent l'entrée du malade ne furent caractérisés que par une augmentation peu considérable de l ascite ; mais le vendredi 17, à 5 heures du soir, le malade fut subitement pris de vomissements de sang très abondants, qui continuèrent pendant la nuit et la journée du lendemain, sans qu'il fût possible de les arrêter. Le sang fut également rendu en abondance par les selles, et le samedi 18, à 3 trois heures du soir, le malade succombait à ces hémorrhagies incoercibles.

Autopsie. Lundi 20, à 9 h. du matin, trente-six heures environ après la mort. L'hémorrhagie, qui avait enlevé le malade, s'était faite dans l'estomac et le gros intestin. Ils étaient encore remplis de sang, tandis que l'intestin grêle n'en contenait aucune trace. Le siège précis fut impossible à déterminer. On trouva de 3 à 4 litres de liquide dans la cavité abdominale.

Le foie était plus volumineux qu'à l'état normal. Son poids dépassait en effet 2,500 gr.

Il était granuleux à sa surface, très résistant et manifestement cirrhotique. Il n'adhérait pas aux organes voisins et n'offrait rien d'anormal à sa surface, sauf la cirrhose.

A la coupe, on trouva à 1 centimètre 1/2 de profondeur environ, enveloppée de tous côtés par le tissu sclérosé de l'organe, une masse jaunâtre, ramollie, ayant la consistance d'une masse caséeuse, se laissant pénétrer facilement par le doigt et présentant une grande tendance à s'énucléer. La couleur jaune n'existait qu'en certains points, en raison des hémorrhagies qui s'étaient faites çà et là dans les autres parties et leur donnaient une coloration noirâtre.

Le volume de cette tumeur peut être évalué approximativement à celui des deux poings. Elle formait à peu près à elle seule le tiers du volume total de l'organe.

Située à l'union des deux lobes, elle est en grande partie contenue dans le droit, et n'est séparée de la face supérieure que par une épaisseur de 1 à 1½ centimètre du tissu hépatique. Elle est séparée de la face inférieure par une quantité un peu plus considérable.

L'extrémité droite du lobe droit est uniquement formée par le tissu sclérosé de l'organe et peut comprendre le tiers de son volume total, le troisième tiers étant formé par le lobe gauche.

La tumeur est limitée à sa périphérie par une espèce de coque fibreuse épaisse de plusieurs millimètres, qui envoie quelques prolongements de même nature dans son intérieur. Cette enveloppe fibreuse paraît pouvoir se séparer assez facilement du tissu hépatique au moins sur certains points, dans le voisinage des coupes qui ont été faites.

La *vésicule biliaire* est saine et le pédicule du foie ne présente rien d'anormal.

La rate est sclérosée et offre à peu près son volume normal. Sa consistance et sa couleur sont seules modifiées.

Le cœur n'est pas hypertrophié et présente une insuffisance mitrale peu prononcée. Les valvules sont épaissies et un peu déformées, mais n'ont pas dû entraîner un trouble considérable du côté de la circulation.

Examen histologique.—La tumeur confiée à M. Gombault, du laboratoire de M. Charcot, a été soigneusement examinée, et le résultat de cette étude nous a été communiqué dans les termes qui suivent :

« Le foie qui nous a été remis présentait dans une de ses parties une grosse masse ramollie et entourée d'une capsule fibreuse intimement unie par sa surface à la substance hépatique, et émettant dans l'épaisseur de la masse ramollie un certain nombre de grosses travées.

« De la masse en question, on n'obtenait par le raclage que des cellules infiltrées de granulations graisseuses et mélangées avec des globules de sang.

« Sur les coupes pratiquées après durcissement, on voit que cette masse est constituée essentiellement par des cylindres remplis de cellules en dégénérescence graisseuse. Ces cylindres sont limités par une membrane très mince pourvue de noyaux de distance en distance. Ils sont assez réguliers, ne présentent que de très légères ondulations, mais parfois on les voit s'anastomoser ou se ramifier. Dans une même région, ils affectent, par rapport les uns aux autres, une direction parallèle, et dans bon nombre de coupes, ils apparaissent comme autant d'espaces arrondis remplis par des cellules. Une très faible quantité du tissu conjonctif est interposée entre eux.

« En raison de la dégénération graisseuse très prononcée qui les a envahies, les cellules qui remplissent les canaux sont difficiles à distinguer les unes des autres, et on ne peut pas se rendre compte de leur mode d'arrangement.

« De distance en distance, de grands tractus fibreux divisent le tissu morbide en îlots. Dans un grand nombre de points, ce tissu est détruit par de vastes épanchements sanguins.

« Dans le reste du foie, on ne rencontre pas d'autre tumeur distincte, mais on reconnaît qu'un grand nombre de canaux sont obstrués par une sorte de bouillie blanchâtre, qu'on fait sourdre par la pression à la surface de la coupe sous forme de petits cylindres. Cette bouillie est constituée presque exclusivement par des cellules cylindriques à noyaux volumineux.

« Le tissu du foie est manifestement granuleux, comme dans la cirrhose avancée.

« L'examen microscopique montre en effet une cirrhose très prononcée et surtout périlobulaire, remarquable par la présence au milieu du tissu conjonctif d'un grand nombre de canalicules biliaires, pourvus d'un petit épithélium cubique. Les espaces périlobulaires conjonctifs sont en même temps infiltrés par une quantité considérable de leucocytes accumulés de distance en distance en amas distincts. Souvent ces amas paraissent contenus dans une lacune lymphatique dilatée.

« Les ramifications de la veine porte sont en grand nombre oblitérées. Cette oblitération est produite par un tissu formé de grosses cellules soudées les unes aux autres et assemblées de façon à former des cylindres. (On voit habltucllement ces cylindres coupés transversalement.)

« Ces cylindres paraissent pleins, et on n'y distingue pas de cavité. Le bouchon épithélial n'a pas contracté d'adhérences solides avec la paroi veineuse, il s'en détache avec la plus grande facilité, et celle-ci ne paraît pas modifiée notablement dans sa structure.

« Les gros canaux biliaires sont remplis de cellules épithéliales, mais elles ne présentent ici dans leur mode d'arrangement aucune disposition particulière. Il semble qu'il s'agisse d'un simple catarrhe.

« En résumé, tumeur volumineuse, entourée d'une sorte de membrane kystique, constituée suivant toute vraisemblance par des éléments épithéliaux en dégénération graisseuse, et dont le tissu a été inondé dans une grande partie de son étendue par de vastes épanchements sanguins. Dans les ramifications de la veine porte, développement d'un tissu analogue à celui de la tumeur principale, et constitué manifestement par des cellules épithéliales, et, d'un autre côté, catarrhe des voies biliaires, développement anormal du réseau des canalicules extra-lobulaires, cirrhose hépatique périlobulaire. Telles sont les altérations qui ont été constatées.

« Quant à la nature de la tumeur, il paraît naturel de penser en raison de son enkystement, de la disposition de ses parties constituantes, de la structure des bourgeons qui occupent les ramifications de la veine porte, qu'il s'agit, dans ce cas, de la variété de tumeurs épithéliales décrite sous le nom d'adénome du foie. »

Nous avons pu étudier de nouveau la tumeur qui fait l'intérêt de cette observation. Nous nous rangeons complètement à l'opinion exprimée plus haut touchant la nature de cette production, en complétant l'examen histologique qui précède par les remarques suivantes.

Les cylindres adénomateux, quand ils sont encore peu atteints par la dégénérescence graisseuse, sont absolument semblables à ceux des faits précédents. Ils sont en grande majorité pleins, mais cependant on en rencontre un certain nombre qui contiennent des blocs réfringents au milieu de leurs cellules épithéliales.

Nous pensons que ce qui les entoure comme une sorte de paroi propre n'est autre chose que la paroi épaissie des capillaires, laquelle porte encore les noyaux de l'endothélium vasculaire, et s'applique plus ou moins sur les boyaux des cellules. Nous représentons (fig. 7, pl. I) quelques-uns de ces cylindres complètement transformés en vésicules adipeuses, pris dans une région voisine des caillots sanguins qui avaient détruit la tumeur.

On retrouve là cette congestion préhémorrhagique dont nous avons parlé (obs. III). Les cylindres sont simplement séparés par des capillaires énormément dilatés, gorgés de globules de sang.

Enfin, notre attention étant spécialement attirée sur ce fait, nous avons trouvé dans les travées de la cirrhose des vaisseaux obstrués par des cellules épithéliales, dans lesquels la paroi vasculaire était profondément altérée, comme dans l'observation qui précède.

IV.

CRITIQUE HISTORIQUE.

Si nous laissons de côté les altérations destructives du tissu adénomateux, nous voyons que les quatre observations qui précèdent sont évidemment bien du même type, tout en présentant des différences assez notables.

1° Deux d'entre elles sont des adénomes partiels, et les deux autres sont des adénomes plus ou moins généralisés au foie.

2° La deuxième nous montre l'adénome arrivant à son summum de développement, à l'état de cylindres pleins et mourant à cet état sans autre modification dans sa constitution.

La troisième nous offre dans l'adénome une modification qui, à elle seule, paraît changer complètement le type de la production morbide, savoir : l'état moniliforme dû à la présence de calculs intra-tubulaires, d'où résulte, sur les coupes, une apparence de glande formée de cylindres creux. Mais nous avons vu que cet état n'était qu'un accident survenant dans l'évolution de l'adénome.

3° L'observation I présente, intimement mélangés, l'adénome à cylindres pleins et l'adénome à cylindres creux.

L'observation IV ne contient guère que de l'adénome à cylindres pleins.

4º Ces quatre observations concordent absolument sur ce point, que toute la glande hépatique est envahie par une cirrhose annulaire du même type, et à un degré d'évolution très avancée, et cela aussi bien dans les cas d'adénome partiel que dans les cas d'adénome généralisé.

Il y a là, avec la plus grande évidence, un fait bien remarquable, et qui démontre que cette cirrhose ne dépend pas de la présence des adénomes. Nous avons vu en effet que l'évolution des nodules adénomateux dans le foie cirrhotique s'accompagne d'une cirrhose locale toute particulière, qui ne se confond que tardivement avec la cirrhose générale. De cette chronologie dans l'évolution des deux lésions, il ressort donc nettement, que *l'adénome n'est qu'un accident dans l'histoire d'une cirrhose hépatique.*

Cela dit sur l'ensemble des observations précédentes, il nous faut maintenant jeter un coup d'œil rétrospectif sur les faits antérieurs, et nous sommes amenés à parler aussitôt des observations qui ont, pour ainsi dire, cours dans la science, qui sont regardées comme probantes par les auteurs qui admettent l'adénome du foie. Nous irons donc du simple au composé, en commençant par les faits de Griesinger et Rindfleisch, et de MM. Kelsch et Kiener.

1º Le cas de Griesinger consiste dans un foie cirrhotique farci de tumeurs adénomateuses. La description miscroscopique de Rindfleisch permet de suivre l'apparition des nodules, au sein même du parenchyme hépatique, comme nous l'avons exposé après MM. Kelsch et Kiener. Mais le point important de cette observation, c'est que les cylindres sont munis d'une lumière centrale souvent considérable comme il ressort de la description et des planches annexées au mémoire allemand. Ce cas doit donc prendre place à côté de notre troisième observation, c'est-à-dire dans les adénomes à cylindres creux et moniliformes. Notons aussi que Rindfleisch ne parle pas d'obstruction vasculaire par des bouchons épithéliaux. Nous n'affirmerions certainement pas que cette lésion existât, mais si l'on tient compte de l'époque à laquelle cette étude microscopique a été faite sur un *fait nouveau*, on peut, croyons-nous, faire ses réserves à ce sujet. Car nous voyons dans l'observation d'adénome partiel de M. Delaunay, que ces obstructions vasculaires ont été reconnues au microscope, alors que rien à l'œil nu ne les avait fait supposer. En revanche, Rindfleisch parle d'un *épithélium séreux* recouvrant la face interne des capsules d'enkystement des tumeurs. Il y a là une erreur déjà relevée par Eberth. Ce que Rindfleisch a pris pour des cellules endothéliales, doit être simplement produit par les trabécules les plus atrophiées, les plus aplaties contre les capsules d'enveloppe par suite du développement excentrique du nodule adénomateux. Il n'est pas rare en effet de voir, à la limite des nodules, de ces débris de trabécules ressemblant à des corps fusiformes très allongés avec un noyau ou des noyaux faisant saillie sur ses faces, et cela a pu très bien être pris pour des lamelles endothéliales.

2° Dans les observations de MM. Kelsch et Kiener, il s'agit aussi de foies cirrhotiques granuleux farcis de tumeurs. La grande majorité des cylindres sont pleins ou avec un rudiment de canal central, présentant çà et là quelques petits blocs jaunâtres entre les cellules constituantes.

En quelques régions du foie on trouve des cylindres à dilatations munies d'épithélium cubique, mais les nodules ainsi composés ne sont pas en assez grand nombre pour modifier l'apparence des coupes. Ces observations doivent donc servir d'intermédiaire entre notre deuxième cas et notre troisième, ou celui de Griesinger.

Quant à la paroi propre que les auteurs décrivent et représentent autour des cylindres pleins, dans les tumeurs adultes, nous en avons déjà discuté la valeur et nous y reviendrons plus loin.

Notre attention étant, à cause de nos observations particulières, plus specialement attirée sur l'état des vaisseaux dans l'adénome du foie, nous avons pu retrouver les bouchons épithéliaux dans la lumière des ramifications de la veine porte, sur les préparations que M. Kiener a bien voulu mettre à notre disposition. Qu'il nous permette de le remercier ici de sa libéralité, et de l'autorisation qu'il nous a donnée de relater ce fait.

Il suffit enfin de se reporter à la description du mémoire de ces auteurs pour voir que la cirrhose qui occupe le foie en général est une cirrhose annulaire telle que nous l'avons déjà indiquée dans nos observations.

Ce simple rapprochement fait entre nos trois observations, celle de M. Delaunay et les trois antérieures ayant le plus de notoriété, nous met dès maintenant en présence de sept cas d'adénomes du foie qui évidemment sont construits sur le même type. Bien que la lésion soit généralisée dans cinq d'entre eux, et simplement partielle dans les deux autres, tous ces faits sont tellement semblables qu'ils nous semblent devoir servir de base à la description d'une variété d'adénome du foie si tant est qu'il en existe d'autres que celle-là. Ce sera si l'on veut l'*adénome du foie avec cirrhose annulaire*, quelque idée d'ailleurs qu'on puisse se faire de la classification de tous les faits publiés jusqu'à aujourd'hui sous le nom d'*adénome* ou de *tumeurs adénoïdes du foie*.

C'est ce type que nous avons eu en vue d'établir en entreprenant ce travail, dont l'idée nous fut suggérée par l'étude de notre première observation d'adénome partiel. Trouvant dans un foie cirrhotique granuleux une série de quelques lobules dégénérés en un tissu absolument semblable aux adénomes que MM. Kelsch et Kiener venaient de remettre en lumière, nous pensâmes que cette lésion du parenchyme hépatique pourrait bien n'être qu'un accident dans la cirrhose annulaire, lésion localisée dans un cas, généralisée plus ou moins dans d'autres. C'est cette hypothèse que nous avons émise en présentant à la Société anatomique les préparations provenant de notre adénome partiel (mai 1879). L'étude des autres observations n'a fait que confirmer ces idées. Puis en nous reportant dans l'historique de la question, nous avons pensé que MM. Kelsch et Kiener avaient été un peu trop exclusifs à l'égard de certains faits publiés avant leur travail, en ne reconnaissant comme adénomes types que le cas de Griesinger et les deux leurs.

Reportons-nous donc maintenant plus loin dans l'historique, dans ses régions discutées, et voyons si certaines observations ne doivent pas être rangées à côté des sept qui précèdent.

Ce travail nous est rendu facile par l'exposé historique que nous avons mis au début de ce mémoire, et n'ayant en vue que les faits d'adénome avec cirrhose, nous n'aurons à parler que des observations de MM. Vulpian, Lancereaux, Salter, Willigk et Quinquaud.

a. — Nous sommes à peu près convaincu que le fait de M. le professeur Vulpian est un cas d'adénome partiel plus ou moins dégénéré, analogue à celui de M. Delaunay. Il y avait en effet une cirrhose, une vaste tumeur ramollie, et dans la veine porte un caillot formé de cellules hépatiques; mais à cause de la pénurie des détails sur l'examen microscopique du foie, ce cas doit rester simplement parmi les faits probables d'adénome partiel.

b. — Il en est tout autrement de la majorité des observations de M. Lancereaux, que nous allons passer en revue.

Obs 1. — Foie volumineux, cirrhotique, présentant surtout dans son lobe droit des tumeurs arrondies, fermes, non rétractées à leur centre, parfaitement enkystées. Le tronc de la veine porte et ses branches, et une partie des veines sus-hépatiques sont obstrués par un caillot gris rougeâtre. Au microscope, on trouve les tumeurs composées de cellules hépatiques, et ce sont des éléments semblables qui constituent une grande partie des susdits caillots.

Obs. 2. — Nous la laissons de côté pour l'instant, bien qu'elle soit en tout semblable à la précédente, mais on aurait constaté dans un ganglion rétro-sternal des cellules adénomateuses. S'il s'agit d'un adénome, c'est la première fois que l'on voit signalée la présence des éléments des tumeurs hors de l'organe et de ses vaisseaux. Nous aurons d'ailleurs à revenir sur cette observation.

Obs. 3. — *Cirrhose granuleuse.* — Dans le lobe droit, tumeurs sans rétraction centrale, enkystées. Une des branches intra-glandulaires de la veine porte est obstruée par un coagulum. Tout le systèmes des veines sus-hépa-

tiques est de même oblitéré. Ces pseudo-caillots sont formés de cellules polygonales ayant la forme des cellules du
foie. Un certain nombre possèdent plusieurs noyaux, sont
finement granuleuses avec du pigment verdâtre et des
granulations graisseuses. Les tumeurs du foie sont formées de cellules semblables, mais présentent une disposition spéciale. Voici l'examen microscopique fait par M. le
professeur Robin :

. « Une dilacération méthodique de fragments du tissu
malade m'a montré : 1° des filaments cylindriques rami-
fiés, larges de 1/10 de millimètre environ, offrant à leur
périphérie une gaine transparente finement rétrécie en long,
épaisse de 0,005 à 0,008 de millimètre. Ces filaments
étaient non pas tapissés, mais remplis de cellules épithéliales semblables à celles du tissu sain, mais toutefois un
peu plus petites et plus irrégulières. La plupart de ces filaments offraient d'espace en espace des resserrements qui
leur donnaient un aspect moniliforme, à renflements plus
ou moins allongés. Sur quelques-uns, on voyait les rétré-
cissements tellement prononcés, que certains d'entre eux
ne renfermaient qu'une seule rangée de cellules, tandis
que d'autres n'en contenaient pas du tout, et se présen-
taient sous la forme d'un filament étroit, strié en long, et
les renflements qui leur faisaient suite étaient souvent
plus volumineux et contenaient des cellules plus granuleuses. En certains endroits, et surtout vers le centre des
parties malades, il existait même des renflements libres à
la suite de l'atrophie et de la rupture de filaments résul-
tant du resserrement de la paroi. Les masses sphériques
ou ovoïdes, ainsi libres, offraient souvent à leurs deux
pôles un reste de filament interrompu, dont la continuité
avec la paroi enveloppante était des plus manifestes. Les

cellules de ceux de ces renflements qui se trouvaient déchi-
rés se dissociaient et s'écrasaient à la moindre pression.
Il était facile, en somme, de reconnaître dans ce cas que la
lésion provenait d'une hypertrophie de la paroi propre du
tube hépatique, avec multiplication et même hypertrophie
des cellules hépatiques, formant des masses ovoïdes ou
arrondies par suite du rétrécissement d'espace en espace,
ou même de l'interruption complète de ce tube. »

Il est peu probable que les cylindres moniliformes décrits par M. Robin soient les mêmes que ceux que nous
avons décrits jusqu'ici. Car, s'il s'agissait de cylindres à
renflements creux, contenant des calculs et tapissés d'épithélium cubique, ils seraient décrits de toute autre façon,
puisque, à la dissociation ils laissent voir par transparence et les calculs et les cavités, et le revêtement épithélial. Il est plus probable que dans cette observation il
s'agissait de tubes pleins, et que les manœuvres de la dissociation ont produit des solutions de continuité dans la
masse épithéliale, tandis que la gaine fibreuse, plus ré-
sistante, se rétractait. C'est en effet ce qui arrive quand
on dissocie les tubes de notre observation n° 2.

Quant à la paroi décrite par M. Robin, nous savons déjà
que ce n'est autre chose que la tunique adventice secondaire, qui après la rupture des capillaires se rétracte en
masse sur le tube épithélial.

Il nous semble difficile de ne pas reconnaître dans les
caractères qui précèdent un adénome à cylindres pleins.

Obs. 4. — Il s'agit d'une cirrhose granuleuse sans augmentation de volume du foie, avec des tumeurs enkystées
formées de cellules hépatiques ; dans les vaisseaux un
caillot formé de cellules semblables.

Nous ferons encore momentanément des réserves pour cette observation, car elle contient deux détails absolument nouveaux : 1º il y avait dans l'un des reins un noyau induré d'apparence cancéreuse ; 2º dans une branche de la veine porte la paroi était détruite en un point par un bourgeon de structure semblable à celle du caillot et des tumeurs.

Nous verrons plus loin que penser de cette lésion vasculaire. Quant au noyau que présentait le rein, nous ne saurions dire exactement ce qu'il était, étant privé de tout renseignement histologique. Mais nous ne serions pas étonné s'il s'agissait tout simplement d'une lésion encore peu connue, décrite en Allemagne sous le nom d'adénome du rein, et que nous-même avons étudiée dans un travail inédit présenté au concours pour le prix des internes en 1879. De plus. une partie de la surface de ce foie a été dessinée dans l'Atlas de M. Lancereaux (1), et, d'après les faits que nous avons vus, la figure, en tenant compte de l'exagération des couleurs, se rapporte bien plus à un adénome avec cirrhose qu'à un cancer secondaire. Nous devions à ce fait les explications précédentes, mais nous ne le devons regarder jusqu'à nouvel ordre que comme un cas douteux, bien que tous les caractères de l'adénome soient présents.

Obs. 5. — Cirrhose granuleuse avec augmentation de volume : tumeurs enkystées atteignant les dimensions d'un grain de raisin, formées de cellules hépatiques hypertrophiées à plusieurs noyaux. Tronc de la veine porte obstrué comme ses branches par un coagulum de cellules polygonales semblables à celles des tumeurs. Quelques

(1) Lancereaux. Atlas d'anatomie pathologique, pl. X. 1871.

rameaux des veines sus-hépatiques sont de même oblitérées.

Mais dans cette observation on trouve une altération de
la vésicule biliaire, qui jusqu'à présent serait unique dans
l'histoire de l'adénome : les parois de la vésicule contiennent des nodosités formées de cellules semblables à celles
du foie, et dans sa cavité existe un caillot contenant aussi
de ces mêmes cellules, bien que les voies biliaires n'aient
pas paru altérées à l'œil nu. En raison de ce fait, et malgré
que dans l'Atlas de M. Lancereaux nous trouvions un
dessin de ce foie qui ressemble plus à l'adénome qu'à autre
chose, nous laisserons dormir cette observation jusqu'à ce
qu'une autre semblable vienne l'éclairer, par une étude
plus complète.

Obs. 6. — Cirrhose avec augmentation de volume, et
tumeurs atteignant le volume d'une noisette, formées de
cellules hépatiques hypertrophiées. Dans la veine porte,
caillot renfermant des cellules analogues.

Obs. 7. — Enfin, M. Lancereaux relate en quelques
mots un dernier fait de foie cirrhotique augmenté de volume, granuleux, rempli de petites tumeurs constituées
par des cellules hépatiques volumineuses ; caillot de même
structure dans les veines.

Tout en tenant compte des réserves formulées au sujet
des observations 2, 4 et 5, un fait se dégage cependant
de l'ensemble et surtout des quatre autres observations.
C'est que l'on y trouve tous les caractères principaux que
nous avons signalés dans nos observations types ; et, dans
le seul cas où l'examen a été fait méthodiquement par

M. le professeur Robin, on a trouvé les cylindres adénomateux.

MM. Kelsch et Kiener, qui n'ont point songé à faire des
observations de M. Lancereaux des cancers secondaires,
semblent les ranger simplement dans le groupe des hyperplasies lobulaires qu'ils ont décrites dans un travail
ultérieur (1). Mais les foies types d'hyperplasie nodulaire
ne sont pas des foies franchement granuleux, et de plus on
n'y trouve point les coagulations veineuses formées de cellules hépatiques ; par la dissociation on n'en obtient point
des cylindres véritables ; enfin les nodules d'hyperplasie
font plus ou moins saillie à la surface, mais ce ne sont jamais de véritables tumeurs enkystées.

Il ne faut pas songer au cancer secondaire du foie, car
ce serait faire injure à M. Lancereaux que de supposer qu'il
ait pu mélanger des choses aussi dissemblables comme
aspect extérieur que les marrons cancéreux emboliques,
et les adénomes enkystés. Ces observations forment un
ensemble net, et il faut bien qu'il en soit ainsi pour que
l'auteur les ait publiées comme des cas d'une lésion rare,
l'*hépato-adénome*.

On pourra assurément diverger d'opinion sur le nom qui
leur convient, comme on discutera la dénomination des
nôtres, mais certainement elles doivent être réunies à ces
dernières.

c. — Ce qui manque aux faits de M. Lancereaux, c'est
l'examen au moyen des coupes méthodiques, comme à la
plupart des faits anciens.

C'est encore à cause d'examen incomplet, que nous
devons ranger, comme nous l'avons déjà fait prévoir, l'ob-

(1) Kelset. Kiener. Loc. cit·

Sabourin.   5

servation de Salter, dans les cas très probables d'adénome généralisé à tout un foie cirrhotique granuleux.

d. — Nous regardons l'observation de Willigk comme un cas d'adénome partiel. Il s'agit d'une cirrhose atrophique avec deux gros nodules enkystés, accompagnés de quelques nodules miliaires, où l'auteur a pu étudier l'évolution de ses tumeurs formées de tissu analogue au parenchyme hépatique. Nous ne saurions voir là autre chose qu'un fait semblable à notre première observation ; au lieu d'un seul adénome, il y en avait deux ; là est toute la différence. Pas plus dans le cas de Willigk que dans le nôtre, il n'existait d'obstruction vasculaire par des bouchons cellulaires.

e. — Dans le fait de M. Quinquaud, l'examen des caillots veineux n'est pas très démonstratif, mais les autres caractères macroscopiques et histologiques nous semblent suffisants pour faire admettre l'adénome avec cirrhose.

Tels sont, dans l'histoire de la question, les faits qui à première vue peuvent être rangés avec plus ou moins de certitude auprès de notre type d'adénome, l'adénome dans la cirrhose.

Quant aux autres, rangés parmi les adénomes, non pas toujours par leurs auteurs, mais simplement aussi par les auteurs qui ont écrit après eux, ils ont rapport à des choses fort disparates. Nous y trouvons des foies accessoires (Wagner) qui sont à éliminer une fois pour toutes de la question des adénomes. Nous y trouvons des hyperplasies nodulaires (Friedreich) ; puis des altérations qui nous semblent devoir être bien difficilement classées, vu le peu de détails qu'elles comportent. L'observation d'Hoffmann nous paraît unique jusqu'à présent; elle doit attendre pour prendre rang.

Nous rappellerons d'ailleurs que nous n'avons pour but que d'extraire des observations antérieures, celles qui, par un ensemble de caractères bien établis, se rapprochent de notre type, et nous n'avons pas la prétention d'affirmer que ce type existe seul, comme adénome du foie. Ce que nous voulions montrer, c'est que les observations les plus importantes sont constituées par la lésion dite *adénome*, jointe à une cirrhose hépatique.

V

ÉTUDE ANATOMO-PATHOLOGIQUE

1° *Examen macroscopique*.

L'adénome est tantôt partiel, tantôt il est plus ou moins généralisé dans tout le foie.

a. — L'adénome partiel se trouve dans des foies cirrhotiques granuleux, et dans les parties profondes. C'est une tumeur de volume variable, parfaitement enkystée, plus ou moins lobulée. Quand elle n'a point subi d'altérations dégénératives, sa coloration est gris jaunâtre, tranchant nettement sur le reste du foie; son tissu est finement grenu et se désagrège plus facilement que celui des autres lobules cirrhotiques.

Dans la capsule fibreuse qui l'entoure, ou immédiatement en dehors d'elle, on peut trouver des granulations hépatiques dont tous les caractères extérieurs indiquent une semblable dégénérescence.

Il peut y avoir deux de ces tumeurs enkystées. L'adénome partiel peut être très volumineux, et, par suite d'hémorrhagies qui se font dans son parenchyme, ressembler à un vaste kyste sanguin. Mais à la périphérie, près de la capsule, ou e long des travées conjonctives qui divisent la masse, on peut trouver des parties, souvent nettement isolées par une enveloppe fibreuse, dans lesquelles on constate les caractères du tissu primitif de la tumeur.

Pour terminer ce court exposé de l'aspect macroscopique de l'adénome partiel, qu'on nous permette ici de conseiller un examen plus complet des foies granuleux qui se pré-sentent aux autopsies; nous croyons qu'il ne faut pas se contenter de faire dans l'organe deux ou trois larges inci-sions, et s'en tenir là sous prétexte que *c'est toujours la même chose*. Nous sommes convaincu que si l'on hachait littéralement les foies de cirrhose granuleuse, ces cas d'a-dénomes partiels seraient beaucoup plus fréquents qu'ils ne le sont en apparence.

b. — Les foies d'adénome généralisé sont le plus souvent volumineux, quelquefois énormes, rappelant par leur poids certains foies monstrueux de cancer secondaire.

Mais là se borne toute la ressemblance. Assurément l'on a décrit le cancer du foie dans une cirrhose, mais en général les noyaux secondaires se voient en dehors de toute proli-fération conjonctive.

Dans l'adénome, c'est un foie granuleux dont souvent une partie (extrémité du lobe gauche) est à l'état de cirrhose simplement, tandis que le reste des granulations sont dé-générées en tissu nouveau, ou sont entremêlées de vérita-bles tumeurs bosselées, fermes, sans dépressions à la sur-face; granulations, tumeurs sont enkystées par la même cirrhose.

A la coupe, les grosses tumeurs sont divisées en lobes par des cloisons fibreuses. Le tissu non altéré est le même que celui des adénomes partiels ci-dessus décrits. En dehors des tumeurs véritables, une foule de granulations hépatiques sont dégénérées de la même façon.

Souvent des lobes et des tumeurs entières sont transformés en une substance d'apparence caséeuse, parfois d'une belle couleur jaune d'or; d'autres sont ramollis à leur centre; d'autres sont envahis par le sang.

Généralement, on trouve le tronc de la veine porte au voisinage du hile, ou seulement une de ses branches intra-glandulaires, et plus rarement les rameaux des veines sus-hépatiques remplis par une sorte de caillot gris rosé, ferme en général, ou ramolli en quelques points, caillot qui s'étend jusqu'aux plus fines ramifications intra-glandulaires.

Le plus souvent le système biliaire excréteur n'offre rien à signaler à l'œil nu.

2° *Examén microscopique.*

A. — Par la dissociation, les caillots contenus dans les veines se montrent composés en grande partie de cellules épithéliales polyédriques, plus ou moins altérées, mais que l'on peut facilement rapporter au type de la cellulé hépatique. On trouve aussi dans les pseudo-caillots des débris de parois capillaires, des lamelles endothéliales et des globules du sang.

Si l'on dissocie les tumeurs du foie, on peut n'obtenir que des cellules analogues, soit isolées, soit groupées sans ordre apparent, comme s'il s'agissait du foie normal. Mais le plus souvent on obtiendra des cylindres épithéliaux volumineux, d'aspect variable.

Les uns sont sans paroi propre, véritables conduits de cellules prismatiques énormes, à un ou plusieurs noyaux, à protoplasma granuleux, se colorant en jaune brunâtre comme celui de la cellule hépatique. Souvent les cellules sont remplies de gouttelettes graisseuses.

Certains cylindres présentent par transparence un rudiment de canal central, et çà et là dans ce sillon, des petits blocs arrondis ou ovoïdes, très réfringent colorés en jaune ou en brun verdâtre.

D'autres cylindres sont munis d'une paroi adventice d'apparence conjonctive, d'épaisseur variable, de laquelle se détachent souvent des petits prolongements libres qui semblent résulter de la rupture de faisceaux fibreux.

Enfin un grand nombre de ces éléments sont moniliformes, à renflements très nombreux et volumineux qui contiennent des blocs jaunes à leur centre, dans une cavité ovoïde ou arrondie tapissée d'une seule couche d'épithélium cubique. Il est très fréquent de voir cette ampoule se continuer à ses deux extrémités avec le canal plus ou moins développé qui occupe l'axe du cylindre.

Les coupes seules peuvent renseigner exactement sur la valeur de ces éléments.

Qu'il s'agisse d'un adénome partiel ou d'adénomes multiples, la constitution et l'évolution des tumeurs sont identiquement les mêmes. Pour mieux étudier le début de l'altération, il faut pratiquer des coupes sur les parties du foie les moins malades.

Certaines coupes sont absolument exemptes de tumeurs, aussi bien dans les cas d'adénome généralisé que dans ceux d'adénome partiel. Dans les deux circonstances, on n'y voit qu'une cirrhose annulaire avancée, à travées fibreuses plus ou moins riches en pseudo-canalicules biliaires, circonscrivant des îlots de parenchyme hépatique altéré comme dans la cirrhose ordinaire. Les cellules peuvent être simplement atrophiées, ou en dégénérescence granuleuse, remplies de gouttelettes graisseuses ou infiltrées de pigment. Mais il est fréquent de rencontrer l'état canaliculé des trabécules hépatiques; une foule de trabécules sont mêmes variqueuses et contiennent dans leurs dilatations des blocs jaunes verdâtres réfringents.

Il n'est pas rare non plus de voir dans certains îlots circonscrits par la cirrhose une ordination spéciale des travées cellulaires rappelant ce que MM. Kelsch et Kiener décrivent sous le nom d'*évolution nodulaire.*

D'autres coupes renferment seulement quelques lobules transformés en adénômes, et c'est alors qu'on peut suivre le développement de la lésion. Dans un îlot cirrhotique on voit apparaître une tache plus foncée qui se confond graduellement vers ses bords avec le reste de l'îlot. C'est un amas de trabécules hépatiques hypertrophiées dont les cellules sont très granuleuses, avec un ou plusieurs noyaux énormes et se colorent plus fortement par le picro-carmin. A un degré plus avancé, c'est un nodule formé de cylindres énormes dont la direction est souvent imbriquée, et qui se continuent directement avec les trabécules environnantes.

A mesure que ce nodule grossit, on voit les trabécules les plus voisines de son pourtour, s'aplatir et s'atrophier sous forme de lamelles imbriquées qui rappellent les bulbes écailleux des végétaux. L'atrophie continuant par suite de la compression excentrique continue, le nodule finit par être isolé du reste de l'îlot, au moyen d'une zone d'apparence fibreuse, résultat ultime de la condensation des cellules hépatiques. Cette zone devient enfin fibreuse, et enkyste le nodule adénomateux.

Ainsi parvenue à ce degré, la petite tumeur ne peut plus se développer que par hypergénèse de ses propres éléments et si elle grossit davantage, elle refoule de plus en plus à la périphérie ce qui restait de l'îlot hépatique, dont les trabécules subissent la dégénérescence fibreuse. La capsule propre, de nouvelle formation de l'adénome, arrive donc à se confondre avec la zone scléreuse de la cirrhose générale. C'est ce que l'on voit sur beaucoup de tumeurs. Nous avons donné le nom de *cirrhose secondaire de l'adénome* à ce processus particulier d'enkystement des nodules naissant au milieu du parenchyme hépatique. Nous avons insisté sur ce fait que longtemps après la jonction des deux zones fibreuses on pouvait reconnaître à des caractères spéciaux les vestiges de cette cirrhose secondaire qui forme les couches les plus internes des capsules adénomateuses.

Il y a là un fait très important qui démontre bien que l'évolution adénomateuse est secondaire à l'évolution cirrhotique générale.

MM. Kelsch et Kiener parlent de deux modes de production des tumeurs : 1° le nodule s'enkystant au milieu du parenchyme hépatique, c'est ce que nous venons de décrire ; 2° la transformation sur place et simultanément de tout un îlot hépatique, en lobule adénomateux enkysté. Il se peut que certains lobes cirrhotiques subissent en m ass cette métamorphose, mais certaines des tumeurs présentant cette apparence, pourraient bien n'être que le résultat du refoulement complet du parenchyme hépatique : les deux capsules se seraient réunies très régulièrement, et il ne resterait plus du lobule cirrhotique primitif que ce qui a servi au premier développement du nodule, lequel s'est accru aux dépens de son propre tissu. C'est en effet à ce résultat que tend l'évolution précédemment décrite, quand elle se fait d'une façon régulière.

Mais souvent il n'en est pas ainsi, et les portions du parenchyme épargnées, interposées entre les deux capsules fibreuses, peuvent dégénérer à leur façon avant que le développement progressif de l'adénome ne les ait fait disparaître par atrophie. Nous reviendrons sur ce point au sujet des grosses tumeurs.

Les cylindres qui constituent les nodules adénomateux sont formés de cellules polyédriques semblables à celles du foie : tantôt elles sont très volumineuses, à noyaux gigantesques, tantôt elles n'ont guère que les dimensions des cellules normales. Enfin, comme MM. Kelsch et Kiener l'ont bien observé, il y a des tumeurs où les cellules très tassées sont véritablement plus petites que la cellule normale. Les faces superficielles de ces éléments forment, par leur juxtaposition à la périphérie du cylindre, une mosaïque plus ou moins régulière. Au milieu des cellules, dans l'axe du tube, on voit souvent une ébauche de canalisation.

Aucun de ces cylindres ne possède de paroi propre. Ils sont séparés les uns des autres simplement par les capillaires sanguins. Quand il ne s'est produit aucune modification secondaire dans le lobule adénomateux, il est impossible sur les coupes de voir autre chose que le tube épithélial à nu, et la paroi du capillaire, dont il est séparé par un espace variable. Le plus souvent on ne voit rien dans ce sillon, mais on peut y rencontrer des fibrilles très déliées qui sont là comme pour le cloisonner, à l'instar des lacunes

lymphatiques décrites par certains auteurs entre les capil-
aires et les épithéliums.

MM. Kelsch et Kiener décrivent à ces cylindres pleins
une paroi propre; mais si l'on veut bien se reporter à la
planche qui les représente, il est facile de voir qu'il n'existe
entre les cylindres que les deux parois capillaires épaissies.

Pour nous, tant que l'adénome est à cet état, tant qu'aucun épaississement conjonctif n'a envahi les lobules, nous
n'avons jamais pu démontrer autour des épithéliums l'existence d'une enveloppe propre, autre que cette même paroi
des capillaires sanguins. Et cela aussi bien sur les coupes
que par les dissociations.

En résumé, *tant que les parois des capillaires ne sont pas
modifiées par la cirrhose, les cylindres adénomateux sont dé-
pourvus de paroi propre, comme les trabécules hépatiques
qu'ils remplacent.*

*Si, après un temps indéterminé, ils sont plus tard entou-
rés d'une gaîne fibreuse, il n'y a là qu'une apparence due à
la rétraction d'un tissu conjonctif de nouvelle formation autour des capillaires sanguins. Cette rétraction autour des
épithéliums se produit lorsque les cavités vasculaires sont
détruites soit par des hémorrhagies, soit par les manœuvres
de la dissociation.*

Si l'on passe à l'étude des grosses tumeurs, on les trouve
généralement multilobées, d'une façon plus ou moins régulière. Nous avons insisté sur une disposition particulière
d'un grand nombre de ces productions, formées d'un lobule
central entouré d'une première capsule, de laquelle
partent des traînées conjonctives rayonnantes vers une
seconde enveloppe fibreuse générale, de manière à circonscrire des lobes ovales, semi-lunaires, dégénérés à leur

façon (obs. II, p. 33). Nous avons montré que dans les tumeurs, on pouvait souvent reconnaître ce qui appartenait à la cirrhose générale du foie et à la cirrhose propre de l'adénome.

Quelle que soit la forme de la tumeur ou des lobes qui la composent, leur parenchyme est constitué exactement par les mêmes cylindres pleins ou finement canaliculés, sans paroi propre, tant que des modifications ultérieures ne sont pas survenues en dehors de ces cylindres.

Ce que nous tenons à préciser ici, c'est que dans presque tout un foie farci de tumeurs, les éléments adénomateux peuvent rester à cet état de développement, puis disparaître par suite de modifications régressives, sans qu'il se soit produit aucun changement dans leur forme (obs. II).

Les cylindres pleins sans paroi, formés de cellules polygonales avec un ou plusieurs noyaux, avec ou sans rudiment de canalisation centrale, et séparés les uns des autres par les simples capillaires sanguins, représentent donc l'état adulte de l'élément adénomateux.

B. — Parmi les modifications qui peuvent se produire secondairement dans l'adénome adulte, nous passerons en revue l'état moniliforme et canaliculé des cylindres, la cirrhose des tumeurs, les dégénérescences et les hémorrhagies.

1° De l'état moniliforme des éléments adénomateux.

S'il y a quelque chose de bizarre dans l'étude de la glande hépatique, c'est assurément l'idée qu'on s'est faite si longtemps de sa structure cellulaire, en prenant pour charpente du parenchyme les capillaires radiés anastonosés en réseau dont on comblait les vides purement et simplement avec des cellules hépatiques. Au milieu de ces épithéliums de remplissage, il faut cependant trouver l'origine des canaux biliaires, car il n'est guère facile d'admettre que des canaux excréteurs à structure parfaite comme l'est celle des ramifications biliaires interlobulaires, puissent se continuer directement avec des canaux invisibles, avec des lacunes sans délimitation nette, dans une glande dont le produit de sécrétion est bien déterminé. Aussi a-t-on mis les capillaires biliaires d'origine partout autour des cellules hépatiques, et les anatomistes ont pu exercer leur imagination à rechercher la structure de ces capillaires intra-lobulaires et la nature de leur revêtement épithélial.

Nous ne rappellerons pas les travaux d'embryogénie et d'anatomie comparée qui imposaient à l'esprit la notion de glande tubulée pour le foie ; l'anatomie générale encore devant empêcher une semblable contradiction. Les idées d'Eberth (1) sont réfutées dans des travaux encore récents (2).

Ici, c'est encore l'anatomie pathologique qui est venue démontrer la structure véritablement glandulaire du foie de l'homme et des animaux supérieurs, et nous ne croyons pas trop nous avancer en disant que d'ici peu ce sera une vérité pour tous, que cet organe est une glande en tubes anastomosés, dont le réseau est intimement enchevêtré avec celui des capillaires dits radiés.

Ce fait, que l'anatomie normale est impuissante jusqu'à présent à démontrer chez l'homme, a été mis en évidence

(1) Eberth. Loc. cit.
(2) Article Foie du Dict. encycl. des sc. médic., 1878.

par l'étude des cirrhoses, ou mieux des hépatites en général. Chacun a vu cette transformation des trabécules hépatiques en canalicules à épithélium cubique, travail qui, de proche en proche, remplace l'élément sécréteur par quelque chose qui ressemble complètement à l'élément excréteur de la bile, travail qui démontre enfin la continuité du canalicule biliaire interlobulaire avec les colonnettes du parenchyme hépatique. C'est aujourd'hui un fait acquis et dont l'honneur revient en grande partie aux travaux français sur la pathologie du foie (1).

Quant à la structure de ces trabécules hépatiques qui ne sont que les tubes sécréteurs de la bile, elles nous apparaissent comme formées d'une seule couche de cellules polyédriques, n'ayant point de paroi propre, sans canal central évident, et simplement séparées les une des autres par les capillaires sanguins. Mais il faut bien peu de chose pour que le canal central apparaisse. Dans une foule de circonstances où les phénomènes de la rétention biliaire se produisent, soit dans tout le foie, soit localement, les trabécules hépatiques deviennent canaliculées. Nous avons sous les yeux des coupes d'un foie d'obstruction biliaire, sur lesquelles une foule de colonnettes cellulaires sont munies de canal central, présentant des varicosités dont le centre est occupé par des blocs biliaires. Ce même état, nous l'avons décrit dans les foies d'hyperplasie nodulaire, et nous le retrouvons fréquemment dans nos observations d'adénome. (V. fig. 11 et 12, pl. II.) Il est remarquable que dans tous ces cas, autour des renflements variqueux du

<hr>

(1) Voy. Charcot. Leçons sur les cirrhoses viscérales épithéliales. In Progrès médical, 1878. — Kelscher Kiener. Arch. de phys. normale e path., 1876.

canal central, les épithéliums subissent la transformation cubique. Dernièrement encore, nous avons étudié deux cas de cirrhose hypertrophique dans lesquels cette lésion était très répandue (fig. 13, pl. I).

La pathologie se charge donc de nous montrer ce canal central des tubes glandulaires du foie.

Eh bien! cet état canaliculé et variqueux de la trabécule hépatique a pour parallèle légitime le même état dans les cylindres de l'adénome.

Ceux-ci sont, ou paraissent d'abord, absolument pleins; puis, soit sous l'influence d'une rétention biliaire de cause éloignée, soit sous l'influence de troubles de sécrétion dans le cylindre lui-même, le canal central virtuel devient apparent et présente çà et là de petites dilatations en forme d'ampoules qui logent des calculs microscopique. A mesure que ces blocs grossissent, ils refoulent les épithéliums qui deviennent cubiques, et le tube moniliforme est constitué. Qu'une coupe passe par un de ces renflements, le calcul est le plus souvent entraîné et, à première vue, on décrira un tube glandulaire à vaste cavité centrale, tapissé d'épithélium cubique ou plus ou moins cylindrique.

De même que la trabécule hépatique, le cylindre adénomateux plein ne contient probablement qu'une simple fissure irrégulière formée par la juxtaposition des sommets convergents des cellules hépatiques. C'est cette fissure qui devient un canal véritable.

C'est donc là une altération secondaire de l'élément adénomateux, un accident dans son histoire, et il faut bien se garder, en présence de cet état tubulé et de l'aspect qu'il donne sur les coupes, il faut bien se garder de méconnaître la valeur de cette modification. D'ailleurs, il suffit toujours d'un peu d'attention pour trouver à côté des tumeurs ainsi transformées les tumeurs offrant simplement le type tubulé plein dans toute sa pureté.

Nous avons vu dans nos observations que cette transformation secondaire était à peu près généralisée dans notre troisième cas, de même que dans le fait de Griesenger et Rindfleisch, qu'elle était au contraire à peine ébauchée dans l'observation n° 2, et que notre premier cas d'adénome partiel présentait un mélange intime des deux états. Les adénomes de MM. Kelsch et Kiener, quoique le plus souvent construits sur le type plein, offrent cependant çà et là des régions où l'état moliniforme est très prononcé.

2° *De la cirrhose dans les tumeurs adénomateuses.* — Lorsque l'adénome formé d'éléments adultes n'est pas atteint rapidement par la dégénérescence régressive, il semble qu'il soit voué à l'envahissement du tissu conjonctif. A son moindre degré d'intensité, la cirrhose intra-adénomateuse se montre comme un simple épaississement des parois des capillaires sanguins ; ils sont doublés d'une membrane fibreuse qui fait intimement corps avec eux. Il semble que ce tissu conjonctif provienne de la gaine lymphatique décrite par certains auteurs entre la paroi des capillaires radiés et les épithéliums du foie. A ce degré d'altération se joint souvent une congestion vasculaire intense qui refoule la paroi ainsi épaissie des capillaires sur le tube épithélial. Si l'on vient à dissocier de semblables tumeurs, on rompt les capillaires, dont la paroi se rétracte alors sur le cylindre adénomateux, entraînant çà et là des débris de ces parois vasculaires brisées, à l'état de prolongement libre.

Qu'une hémorrhagie se fasse dans la même tumeur, il en résulte une dissociation spontanée par la même rupture des capillaires.

C'est alors que les cylindres paraissent doublés d'une paroi propre qui n'est qu'une gaîne adventice.

C'est un processus analogue que l'on voit sur certains foies altérés simplement par une congestion prolongée ; la paroi des capillaires est légèrement épaissie et refoulée par la congestion sanguine sur les trabécules hépatiques qui semblent munies d'une paroi propre.

Tel est le premier résultat de l'envahissement du lobule adénomateux sur le tissu conjonctif.

Mais cet envahissement ne se borne pas là. Nous avons vu le lobule dissocié complètement cylindre par cylindre, ou par groupes de cylindres, comme cela se voit dans les cirrhoses intralobulaires. L'épaississement conjonctif continuant, les éléments épithéliaux sont étouffés, finissent par se réduire à de simples noyaux, persistant un temps variable avec les blocs réfringents au milieu de la masse fibreuse.

Nous avons vu cette destruction se faire en bloc, de façon à ne plus laisser trace de l'adénome ; d'autres fois, elle se fait irrégulièrement, de manière à isoler des groupes de cylindres qui conservent, tant qu'ils existent, leurs caractères morphologiques.

Nous avons enfin émis l'idée que certaines portions de lobules adénomateux pouvaient peut-être concourir, par un processus d'atrophie spéciale, à la formation des plaques fibreuses criblées de pseudo-canalicules biliaires, telles que MM. Kiener et Kelsch les ont décrites sous le nom de *polyadénomes biliaires*. D'une façon générale cependant, ces plaques résultent de la destruction des îlots de parenchyme hépatique du fait même de la cirrhose.

A ce sujet nous ne pouvons laisser passer sous silence

une interprétation inexacte donnée par M. Laveran (1) aux passages dans lesquels MM. Kelsch et Kiener décrivent cette lésion intéressante. Ces auteurs distinguent, en effet, deux choses : 1° le polyadénome hépatique que forment les tumeurs adénomateuses, et 2° le polyadénome biliaire représenté par les régions criblées de canalicules biliaires ou de pseudo-canalicules biliaires plus ou moins modifiés. La distinction est formulée de la façon la plus nette, aussi nette qu'est la chose elle même. En effet, dans un cas il s'agit de trabécules hépatiques hypertrophiées pour former l'adénome ; dans l'autre, il s'agit de trabécules hépatiques atrophiées par la cirrhose, et persistant à l'état de fils canalicules à épithélium presque nucléaire, mais pouvant subir ultérieurement des varicosités, des dilatations et former des images remarquables, que MM. Kelsch et Kiener ont cru devoir caractériser par un nom spécial.

Il est donc bien étonnant de trouver dans le mémoire de M. Laveran la phrase suivante, pour ne citer que celle-là, qui résume l'opinion de l'auteur : « Les tumeurs du foie formées par l'épithéliome à cellules cylindriques sont bien distinctes de celles qui ont été décrites sous le nom d'adénomes du foie ou mieux de polyadénomes biliaires. » (*Conclusions*, p. 672.)

3° *Des altérations régressives dans les adénomes.* — *a*. La plus fréquente de ces dégénérations est sans contredit l'infiltration graisseuse des cellules épithéliales des cylindres pleins ou creux. La figure 7, pl. 1, nous montre des cylindres pleins (obs. de Delaunay), absolument graisseux. Il est bien rare qu'un tube adénomateux adulte n'en présente point quelques traces.

(1) Laveran. Epithélioma cylindrique primitif du foie. *In* Arch. de physiologie, 1880.

b. La fonte granuleuse ou granulo-graisseuse des épithéliums est assez fréquente. Les cellules finissent par se fragmenter en blocs irréguliers, formant un magma où il est très difficile de reconnaître les éléments primitifs.

c. La transformation colloïde des adénomes se présente d'une façon très irrégulière, mais elle nous semble plus fréquente dans les lobes situés au centre des grosses tumenrs, où, à l'œil nu, elle forme des blocs de coloration jaune d'or plus ou moins franche.

4o *Des hémorrhagies.* — Nous renverrons aux détails que nous avons donnés (p. 47); disons seulement que les hémorrhagies sont de deux espèces : tantôt c'est une irruption subite du sang qui détruit tout le lobule adénomateux, dont la place est occupée par un caillot d'aspect variable, contenant souvent dans ses couches périphériques des cylindres épithéliaux absolument isolés les uns des autres, tantôt c'est une infiltration générale par le sang de tout le parenchyme adénomateux, sans que la texture du lobule soit détruite immédiatement. Nous avons vu que cette infiltration hémorrhagique n'empêchait nullement la transormation fibreuse secondaire du lobule envahi.

Ces hémorrhagies, rares dans notre observation II, signalées par MM. Kelsch et Kiener dans les leurs, étaient très fréquentes dans notre troisième cas, et elles avaient détruit presque entièrement la tumeur de l'observation de M. Delaunay.

Enfin nous avons vu dans certaines tumeurs des dilatations capillaires former de vastes lacs sanguins, et nous avons décrit une sorte de congestion préhémorrhagique dans un grand nombre d'autres.

C. — *De l'état des vaisseaux dans l'adénome du foie.*

Dans le plus grand nombre des faits connus, les ramifications intra-glandulaires de la veine porte, et parfois des veines sus-hépatiques, sont obstruées sur les coupes par des bouchons d'épithéliums tantôt dissociés et agglomérés sans ordre, tantôt formant des cylindres véritables en tout semblables à ceux des tumeurs. Les cylindres à paroi adventice se trouvent dans les orifices vasculaires, tout comme les cylindres sans paroi et ceux qui sont moniliformes comme les autres. Souvent ils sont mélangés avec des globules sanguins. Parfois les épithéliums migrateurs sont en dégénérescence graisseuse, mais la plupart du temps ils conservent dans les vaisseaux tous les caractères de structure qu'on retrouve dans les tumeurs adultes.

Les sections de vaisseaux ainsi obstruées sont situées au milieu ou à l'intersection des grandes travées fibreuses qui divisent le foie en lobes et lobules, et généralement il est on ne peut plus facile de les reconnaître pour des rameaux portes, à cause de la structure spéciale de leur paroi et de leurs rapports avec les artères hépatiques et les canaux biliaires. Mais, d'autres fois, il semble que ces bouchons épithéliaux soient contenus simplement dans les lacunes vasculaires, si nombreuses, dont sont criblées les travées conjonctives de nouvelle formation.

En présence de ce fait bien établi, nous n'ignorons pas toutes les questions délicates qui s'y rattachent. On peut, en effet, se demander par quel procédé se fait cet envahissement vasculaire par les éléments de l'adénome, qui semblent refluer par trop plein jusqu'à la veine splénique dans certains cas (Lancereaux). De même, il serait intéressant de savoir si ces bouchons épithéliaux sont capables de se greffer sur la paroi vasculaire, d'y végéter et de donner lieu, après sa destruction, à un développement de nouvelles tumeurs au milieu des travées fibreuses de la cirrhose.

Nous ne saurions répondre rien de positif à la première de ces questions, car, malgré nos recherches dans nos observations particulières, nous n'avons pu nous former une opinion exacte sur la façon dont les vaisseaux sont envahis, et les faits publiés antérieurement ne sont d'aucune utilité pour élucider ce point intéressant. Aussi nous aimons mieux constater le fait brut plutôt que d'entrer dans des considérations qui nous entraîneraient bien loin et qui seraient peut-être annulées demain par une étude de la question, faite plus spécialement à ce point de vue et dans de meilleures conditions d'observation.

Nous pouvons, en revanche, être plus explicite en ce qui regarde l'avenir de ces bouchons épithéliaux intra-vasculaires. Il est bien démontré qu'en certains points les éléments migrateurs se greffent sur la paroi vasculaire et que celle-ci tend à se détruire. Aussi il nous paraît plus que probable que les éléments adénomateux migrateurs peuvent donner naissance à des tumeurs secondaires dans le foie lui-même. Si l'on songe à la faible quantité de tissu hépatique que comprennent nos coupes, si l'on songe que, dans un si faible champ d'observation nous avons plusieurs fois trouvé les lésions des parois veineuses, il faut bien admettre que le fait doit être fréquent. Le seul désidératum réside en ceci, que nous n'avons pu distinguer les tumeurs secondaires ainsi produites des tumeurs primitives. Nous pensons que cette lacune pourrait être comblée par un examen méthodiquement combiné de l'état macroscopique et de l'état microscopique dans une observation nouvelle étudiée à ce point de vue. A l'appui de cette considération nous rappellerons le fait de M. Lancereaux, dans lequel on a trouvé une perforation de la paroi veineuse par un bourgeon épithélial.

VI

QUELQUES MOTS SUR L'HISTOIRE CLINIQUE DE L'ADÉNOME DU FOIE AVEC CIRRHOSE.

Malgré les louables efforts de divers auteurs pour établir une étiologie, une symptomatologie, un diagnostic, voire même un traitement de l'affection que nous étudions, il faut bien se rendre à l'évidence, et déclarer franchement que le résultat a été à peu près nul, pour faire une histoire clinique spéciale.

Il s'agit, en somme : 1° d'une cirrhose granuleuse ne différant par aucun de ses caractères des cirrhoses alcooliques ordinaires ; 2° de tumeurs compliquant cette cirrhose.

Tout ce que l'on peut supposer en théorie, qui cliniquement se rattache à ce complexus anatomo-pathologique, se retrouve dans les observations.

L'étiologie est aussi banale que celle de la cirrhose simple.

Pour la symptomatologie, ce qui domine la scène, c'est la cirrhose avec son ascite, sa circulation collatérale, ses œdèmes, ses hémorrhagies, ses troubles gastro-intestinaux, son ictère présent ici, manquant là.

Qu'il y ait dans un foie granuleux un ou deux petits adénomes partiels, rien ne sera changé au tableau.

Mais, si la lésion se généralise à toute l'organe, alors, aux symptômes précédents qui sont ceux de la cirrhose, viendront s'ajouter l'augmentation de volume du foie (qui peut manquer, d'ailleurs) et la sensation de tumeurs à la surface de l'organe, c'est-à-dire les symptômes locaux habituels des tumeurs du foie.

C'est à ceci que se borne le diagnostic dans les observations publiées : ou bien on a pensé à une cirrhose, ou bien on a songé à un cancer du foie. Il peut assurément se produire des hésitations à cause de l'assemblage des deux ordres de symptômes, mais c'est toujours dans ces limites qu'oscille le diagnostic.

Aussi, jusqu'à présent, cet adénome du foie peut-il passer à peu près pour une trouvaille d'autopsie.

Peut être avec des observations plus nombreuses pourrait-on trouver un rapport entre la variété microscopique d'adénome à cylindres moniliformes contenant des blocs biliaires, et la production du symptôme ictère chronique. A l'appui de ce fait, nous pourrions citer notre observations II où la jaunisse a fait défaut, et dans laquelle les cylindres adénomateux sont pleins. Mais nous ne faisons que soulever la question.

Nous fermons donc ce chapitre, regrettant de ne pouvoir l'étendre d'une façon plus utile.

VII

CONSIDÉRATIONS GÉNÉRALES.

Malgré notre intention de nous borner à notre programme de simple exposition des faits, nous ne saurions cependant nous dispenser d'émettre les considérations suivantes, qui répondent, nous l'espérons, aux objections que peut susciter la lecture de notre travail.

Nous nous sommes servi, dans le cours de cette étude dé l'expression *adénome du foie*, pour désigner la lésion que nous avons en vue. Il nous faut au moins donner la raison de cette terminologie.

Disons d'abord que ce n'est nullement par vénération pour le droit de domicile en quelque sorte acquis par cette expression, malgré tout le respect que nous avons pour les termes consacrés.

Si l'on a bien présents à l'esprit les caractères de structure de nos productions hépatiques, il nous semble évident que ces productions méritent une place à part dans le groupe des tumeurs primitives du foie.

Elles n'ont certainement aucun rapport avec ce que l'on appelle les *carcinomes*.

On a pu croire un instant, par suite d'une interprétation trop facile, qu'elles se rapportaient à des *épithéliomes cylindriques* ; nous pensons avoir démontré qu'elles en étaient aussi éloignées que des *formes carcinomateuses des tumeurs*.

Dans quelle classe les mettrons-nous donc ? En s'en tenant à la classification actuelle des tumeurs, et à la structure des éléments qui constituent celle-ci en particulier, il est facile assurément de dire : « C'est un épithéliome. » Soit, mais quel épithéliome bizarre ! Il est formé des éléments du tissu hépatique simplement hypertrophiés et multipliés, sans aucune altération concomitante du stroma présentant un caractère spécial. Chaque élément cellulaire conserve son protoplasma physiologique, fonctionnel, si l'on peut dire ainsi ; et ses granulations, et la coloration spécial qu'il prend sous l'influence du picro-carmin indiquent qu'il jouit encore des propriétés des protoplasmas glandulaires, même quand la cellule est déformée par la production de blocs calculeux dans les éléments tubulés. Ces éléments sont véritablement physiologiques tant qu'ils ne sortent pas du lobule dans lequel ils se sont développés: ce sont, en un mot, des cellules hépatiques.

Aussi le mot *épithéliome* est-il impuissant à lui seul, pour caractériser cette espèce de productions, et il faut lui adjoindre un adjectif à signification plus précise. Dirons-nous qu'il y a *métatypie* (Rindfleisch) dans le fait de l'évolution adénomateuse, et qu'il s'agit d'un *épithéliome métatypique* (Malassez) ? Nous le voulons bien, mais cette concession faite sur le fond de la question, il nous semble que l'expression *adénome, ou tumeur adénoïde* du foie, est autrement expressive et qu'elle parle plus nettement à l'esprit.

C'est là une des raisons qui font que le terme d'*adénome* a été employé dans le cours de ce travail. Peut-être trouvera-t-on dans ce qui suit un autre motif suffisant pour nous faire hésiter à employer l'expression d'*épithéliome*.

Dans ces derniers temps, il a été décrit de curieuses lésions dans le foie, sous le nom d'*hépatite parenchymateuse nodulaire*, ou d'*hyperplasie nodulaire épithéliale*. Dans leurs travaux, MM. Kelsch et Kiener comparent ces nodules hyperplasiques à l'adénome du foie, et ne paraissent pas éloignés de croire que ce dernier n'est que l'exagération des premiers. Cela reviendrait, si nous interprétons bien leur pensée, à faire de l'adénome une lésion vulgaire, représentant une évolution maximum de l'hépatite parenchymateuse dans certaines conditions.

Voilà, certes, une opinion bien opposée à la notion d'*épithéliome*, et qui rejette bien loin l'adénome du foie, de ce qu'on entend par le sens propre de *tumeur*. Faut-il donc trancher la question nettement en faveur de l'une ou de l'autre de ces deux opinions? Nous ne le croyons pas. Nous dirons seulement que nous nous maintenons dans un prudent éclectisme. En effet, nous ne voyons rien, dans l'histoire de l'adénome, qui s'oppose à ce qu'on puisse en faire une lésion vulgaire, rien, si ce n'est l'état des vaisseaux que nous avons essayé de mettre en lumière.

Nous ne saurions dire avec certitude que l'hypertrophie nodulaire, telle qu'elle a été décrite dans des foies non granuleux, est identique avec le travail qui préside à l'évolution adénomateuse dansla cirrhose granuleuse ; mais ce qui nous semble hors de doute, c'est que le début de l'adénome est caractérisé par une simple hypertrophie trabéculaire, et que dans les tumeurs adultes il n'y a jamais autre chose que cette même hypertrophie, quelles que soient les modifications apportées dans leur parenchyme par la cirrhose ou par les altérations secondaires que nous avons décrites.

Tout cela peut donc être revendiqué pour justifier la dénomination de processus vulgaire, inflammatoire, si l'on veut, appliquée à l'adénome. C'est à cet avis que nous nous sommes rangé depuis longtemps, mais nous ne saurions aller plus loin dans cette voie. Car, un pas de plus, et les vaisseaux sont envahis ; et, si nos suppositions sont justes, et nous pensons fermement qu'elles seront justifiées dans un avenir prochain, cet envahissement vasculaire par les éléments adénomateux change du tout au tout le caractère ultérieur de l'adénome.

Des tumeurs nouvelles peuvent naître aux dépens de ces éléments migrateurs, et, s'il est difficile de discerner ces tumeurs secondaires parmi les autres, la lésion des parois des vaisseaux obturés telle que nous l'avons indiquée, ne laisse guère de doute sur leur existence. Enfin, il n'y a pas de raison pour que ces éléments de l'adénome, qui trouvent leurs conditions de vitalité et de pullulation dans les vaisseaux du foie, ne trouvent pas ces mêmes conditions remplies dans les autres organes, si le courant sanguin les y porte.

De là résulterait une 3me phase, la généralisation de l'adénome. Assurément aucun fait récent ne la démontre, mais il y a deux observations de M. Lancereaux qui parlent fort en sa faveur.

Ce sont la 2me et la 4me sur lesquelles nous avons fait des réserves momentanées et dont nous devons dire maintenant quelques mots. Dans l'un de ces cas, un ganglion rétro-sternal était pris, et contenait des cellules semblables à celles des tumeurs du foie ; dans l'autre, les parois de la vésicule biliaire contenaient des nodules de structure semblable à celle des productions hépatiques.

Ces observations n'ont qu'une valeur relative, il est vrai. Mais on ne peut s'empêcher de rapprocher leur signification de celle des lésions vasculaires que nous avons décrites.

Dans l'état actuel des choses, on serait donc amené à formuler de la façon suivante l'évolution de l'adénome du foie :

Dans une cirrhose granuleuse, l'adénome peut être isolé, multiple, suivant qu'un groupe de lobules ou un grand nombre de départements du parenchyme subissent l'hyperplasie spéciale ; tant que ce travail d'hypertrophie reste confiné dans les lobules cirrhotiques, les productions ne comportent qu'un caractère vulgaire, qu'on peut appeler, si l'on veut, inflammatoire, et l'adénome est local, topique.

Dès que les éléments de ces productions pénètrent dans les vaisseaux, l'adénome devient infectieux, et les produits nouveaux sont hétérotopiques.

Cette infection comporte deux degrés :

1° L'infection dans le foie lui-même ;

2° L'infection à distance, ou généralisation aux autres organes.

L'état des vaisseaux dans l'adénome du foie rend plus que probable l'existence du premier degré ; il fait prévoir la possibilité du second, dont l'existence n'est pas suffisamment démontrée par deux observations antérieures.

On comprendra que ce n'est pas sans scrupule que nous émettons les propositions qui précèdent, sur la nature même des productions que nous étudions, car elles touchent à une question bien délicate, celle de la malignité des tumeurs.

Mais on conviendra, nous l'espérons, que si jamais tumeur a pu revendiquer à son début, et même à une période avancée de son évolution, le caractère inflammatoire pur et simple, c'est bien l'adénome que nous venons de décrire et, si nous voyons cet adénome devenir infectieux, il faut bien accepter les faits, et l'appeler tumeur maligne à partir de ce moment.

EXPLICATION DES PLANCHES

PLANCHE I.

FIGURE 1.

Coupe (Obs. I) montrant l'évolution adénomateuse dans le parenchyme
hépatique divisé par la cirrhose annulaire.

V. Coupe d'une grosse veine.

A. Nodule adénomateux naissant représenté par une tache plus
foncée.

B. — Nodule plus avancé refoulant les trabécules hépatiques aplaties.

D. Coupe tangente à la surface d'un nodule tel que *B*, et passant par
la zone des trabécules comprimées.

C. Nodule déjà enkysté par la cirrhose secondaire qui le sépare du reste
du lobule hépatique *R*.

FIGURE 2.

Coupe d'une tumeur de l'obs. III montrant divers cylindres moniliformes à renflements tapissés d'épithélium cubique.

T. Tissu conjonctif de la cirrhose.

C. Cylindre avec rudiment de canalisation.

B. Blocs calculeux occupant les renflements des cylindres.

D. Cellules épithéliales colloïdes occupant seules quelques-uns de ces
renflements.

P. Parois des capillaires sanguins qui séparent les cylindres adénomateux.

V. Cavités capillaires sanguines.

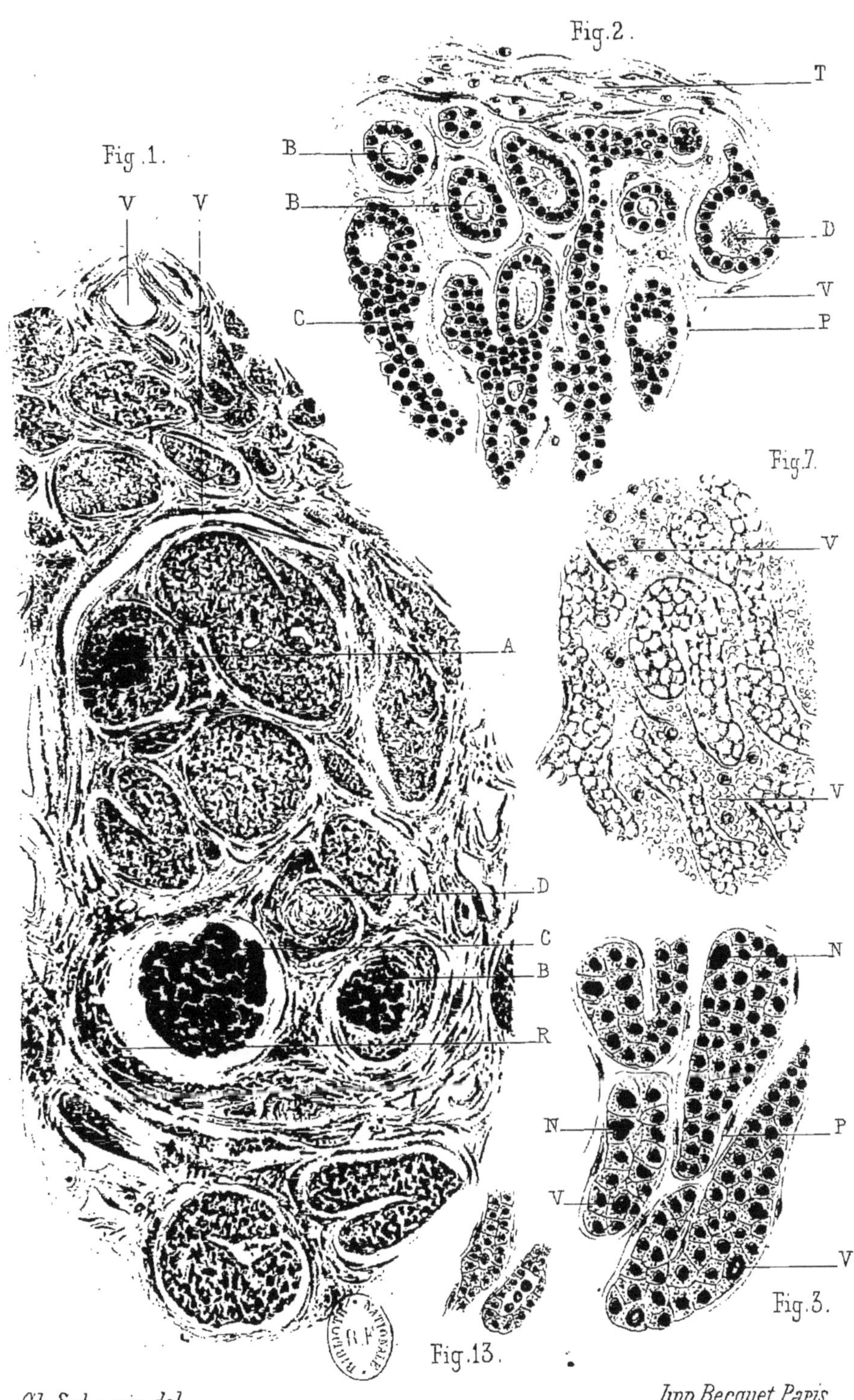

PLANCHE I
Fig.1.
Fig.2.
Fig.13.
Fig.7.
Fig.3.
V
V
B
B
C
T
D
V
P
A
D
C
B
R
V
V
N
N
P
V
V
Ch.Sabourin del
Imp.Becquet Paris

PLANCHE II
Fig.6.
Fig.9.
F
A
F
b
Fig.5
B
A
F
V
F
V'
B
v
v'
A'
Fig:10.
Fig.12.
Fig.11
b'
b
a
Fig.8.
Fig.4.
Ch.Sabourin del
Imp.Becquet Paris

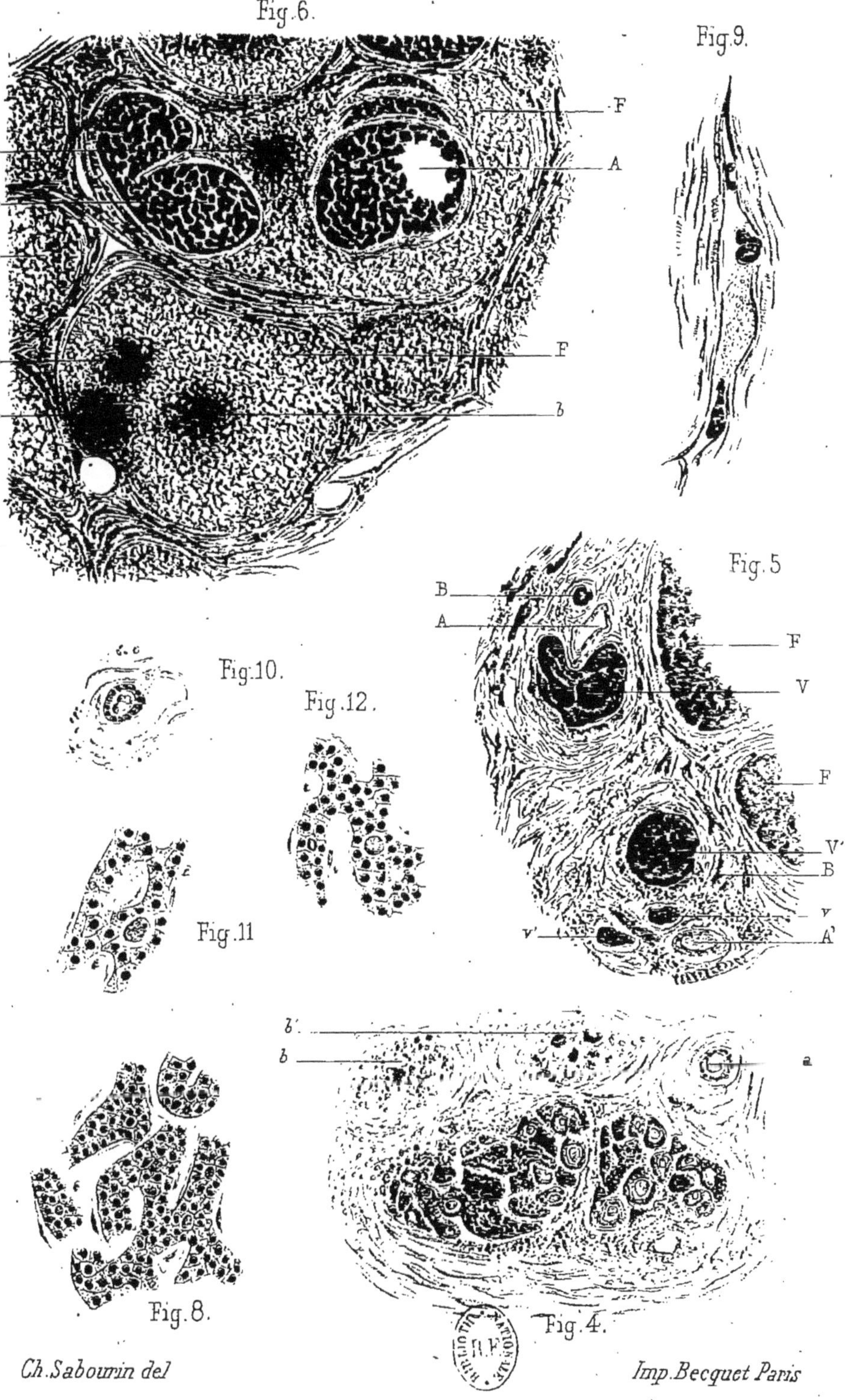

FIGURE 3.

Cylindres à pleins constituant les tumeurs de l'obs. II.
N. Cellule à noyaux multiples ou à noyaux énormes.
V. Cellules à noyaux vésiculeux.
P. Parois des capillaires sanguins.

FIGURE 7.

Quelques cylindres complètement graisseux de l'obs. IV dans les
régions voisines des foyers hémorrhagiques.
V. V. Capillaires sanguins énormément dilatés et gorgés de globules
rouges et blancs.

FIGURE 13.

Deux trabécules hépatiques moniliformes contenant de petits calculs
biliaires dans leur renflement, dans un cas de cirrhose avec ictère.

FIGURE 4.

Une portion de lobule adénomateux (obs. III), envahi
par la cirrhose.

b.. b'.. Deux groupes de cylindres à peine reconnaissables.

a. Un cylindre persistant isolément au milieu du tissu fibreux dont il
est séparé par une sorte de sinus.

FIGURE 5.

Coupe d'un espace porte (obs. II) montrant des sections veineuses
oblitérées par des bouchons épithéliaux.

AA'. Artères de l'espace.

B. Canaux biliaires.

V.V'. Branches de la veine porte remplies de cellules adénomateuses.
En *V,* les cylindres ou fragments de cylindres sont très reconnaissables. En *V',* la paroi veineuse est le siège d'une altération secondaire très manifeste.

V. V'. Deux sections veineuses du second ordre oblitérées de la même
façon.

F. Lobules hépatiques ou adénomateux.

FIGURE 6.

Régions du foie (Obs. III) ou dans les lobules de la cirrhose, les trabécules ont subi en masse la transformation en pseudo-canalicules
biliaires. *F. F.*

A. A'. Nodules adénomateux à cylindres moniliformes paraissant enkystés au milieu des lobules devenus fibreux.

a. Petit nodule adénomateux non enkysté.

b. b. c. Petits territoires mal délimités formés, les uns de trabécules
hépatiques en voie d'atrophie, les autres de cylindres adénomateux moniliformes se continuant avec les pseudo-canalicules biliaires qui criblent les plaques fibreuses.

Figure 8.

Quelques trabécules hépatiques en voie d'hypertrophie, contenant déjà
des blocs calculeux, qui constituent le nodule *A* de la (fig. 1, pl. I,
obs. I).

Figure 9.

Une veine contenant des fragments de cylindres
adénomateux (obs. III).

Figure 10.

Un cylindre adénomateux isolé par la cirrhose, comme dans la fig. 4,
pl. 2. Il est contourné dans la moitié de la périphérie par une lacune
vasculaire.

Figures 11 et 12.

Des trabécules hépatiques de l'obs. I. présentant des dilatations kystiques occupées par des blocs biliaires, autour desquels les cellules
hépatiques tendent à la forme cubique.

Paris. — A. PARENT, imp. de la Faculté de Médecine, r M.-le-Prince, 29-31.